JN255865

自分を傷つけてしまう人のためのレスキューガイド

監修　松本俊彦
国立精神・神経医療研究センター
精神保健研究所

法研

自分を傷つけてしまう人へ

今日からできるたった一つのこと

自分を傷つけてしまう人、またその人のそばにいる人。
直面している問題の解決が、
簡単ではないことに打ちのめされている人もいるでしょう。
しかし誰でも、どんな状況でも、
今日から、今からすぐできることがあります。
それは認めるということです。

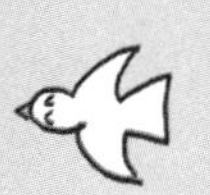
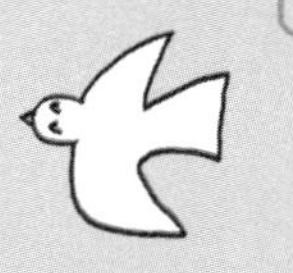
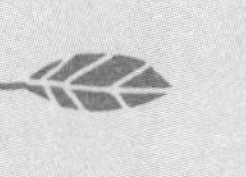

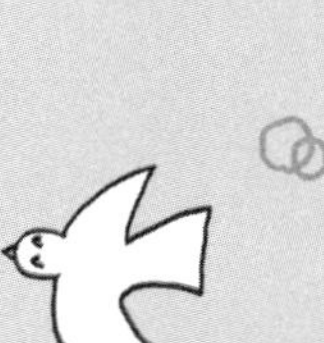

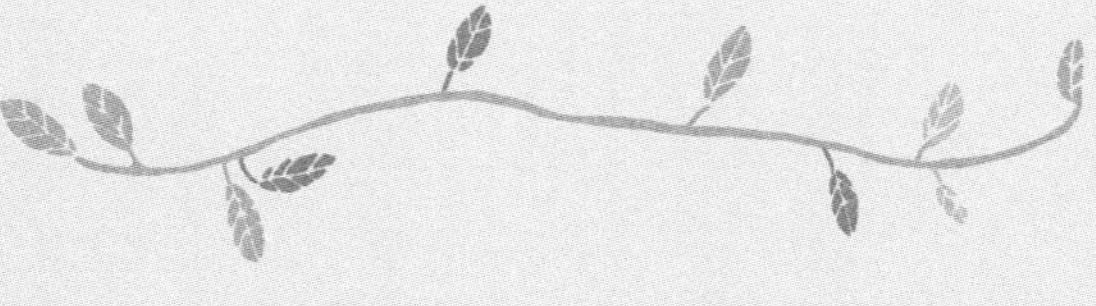

自傷行為をしなければならなかったくらい
生きるのがたいへんだったことを認めること。
そんなつらい状況で、
自傷行為をしてでも、生きようとした自分を認めること。
自傷行為をする人を心配して、
この本を手に取っただけでも素晴らしいということを認めることです。

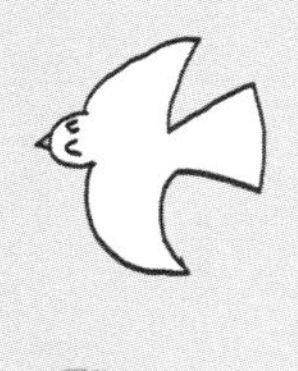

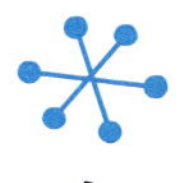

自分を傷つける行為はつながっている

自傷行為のつながり

この本では、リストカットのように手首など自分のからだを自分で傷つけるような自傷行為、また摂食障害、物質乱用・依存（嗜癖〔しへき〕　アディクション）を中心にとりあげます。身近な人が、あるいは自分自身がそうした行為をしている、もしくはしたことがあって、もしかしたらこの先もまたしてしまう可能性がある…、そういった状況にある人に向けて書かれています。

自傷行為、摂食障害、物質乱用・依存は、一見別々の行動のように見えますが、これらは自分で自分のからだを傷つけてしまうという点ではつながっています。直接傷つけようとしていなくても、長期的には健康を損なうリスクが高いという点で摂食障害、物質乱用・依存も間接的な自傷行為だと考えられるのです。

間接的な自傷行為には、このほかに故意に健康を損なうリスクが高いふるまい（不特定多数との性行為や、オートバイなどの危険運転、危険な地域での深夜徘徊〔はいかい〕など）をする危険行為などもあります。

また、行動がなにかのきっかけで引き起こされ、衝動が起こると自分の意思ではコントロールが難しく、なかなかやめられないという点でも共通しています。

そしてそれぞれは併発することが多く、単独で行われるだけではなく、順番に行われたり、交互にくり返されたりします。たとえばリストカットをしなくなった人が、過食嘔吐(おうと)をするようになったりすることは少なくありません。

自分を傷つけてしまう行為は、このようにつながりを持っています。その裏には本人が抱える根本的な問題があります。これを解決することなく、一つの行為を抑止することだけを考えていると、改善することは難しいのです。

自傷行為　**摂食障害**　**物質乱用・依存**　**は、**

一見別々の行動のように見えるが…

- 直接的・間接的に自分を傷つける
- 長期的には健康を損なうリスクがある
- 衝動が起こるとコントロールが難しい
- 併発する

関連している？

心の痛みを抱えて

自傷行為、摂食障害、物質乱用・依存はなぜ行われるのでしょう。

たとえば摂食障害の拒食という事象を見ると「やせたいんだな」「太りたくないんだな」という理由がすぐに推測されます。そう捉えると「過剰なダイエットだ。健康によくない」「やせすぎはかえって美しくないのにわかってない」などと本人の行動にも批判的になります。しかも諭しても、本人は食事制限をやめません。無理に食べさせようとすると、反発してトラブルになります。隠れて吐いたり、もっと不健康な行動をとるようになります。主張が噛み合わず、お互いの関係も悪化していきます。

自分を傷つける行為は、本人が無意識に発しているSOSであることがほとんどです。自分を傷つける行為をする人は、ほぼ間違いなくなんらかの痛みを抱えています。そして本人でさえ、心の痛みに

自傷行為にたいして批判的

理解できない。
なんで そんなこと するの?
やめなさい!

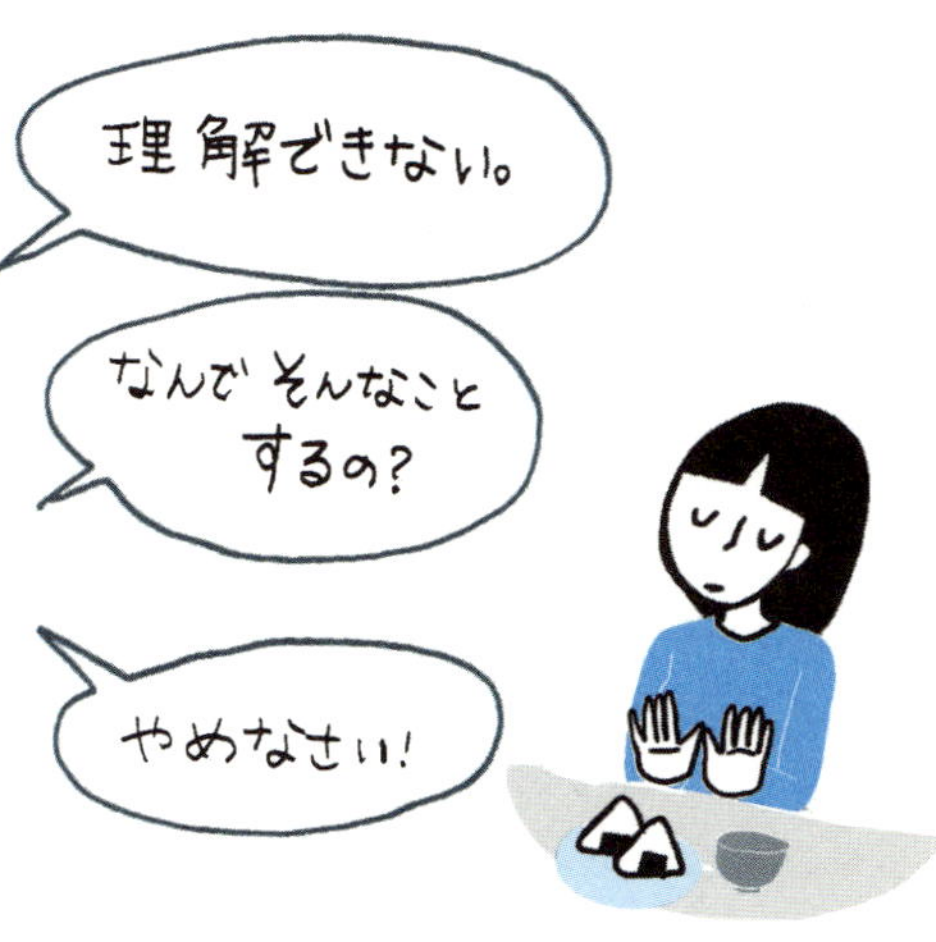

気づいていないことも多いのです。しかし、自傷行為を批判的に見てしまうと、それには気づきにくくなるでしょう。

自傷行為を行う人の多くに、虐待、家庭内や身近な人とのディスコミュニケーション、いじめ、孤立、不適応などの経験があります。また、そうしたことに対処するのが苦手な人が多いこともわかっています。自分で解決できないつらい問題から目をそらすために、やっと見出した手段が自傷であることが多いのです。

自分を傷つける行為、それぞれがつながっているものと考え、そのさらに奥にある問題に目を向けることで、もしかしたら問題を解決するための糸口を見つけられるようになるかもしれません。

本書では、これらの行動を、根本ではつながりのあるものとして解説していきます。それぞれを分けてお話しすべきところでは項目を分けてお話しすることもありますが、基本的には共通するものだとご理解いただければと思います。

自分を傷つける行為は、本人が無意識に発しているSOS

諭してもやめない。
友発する。
どうしたらいいの？
SOS
つらい…
どうにかしたい！
批判される。
認めてもらえない

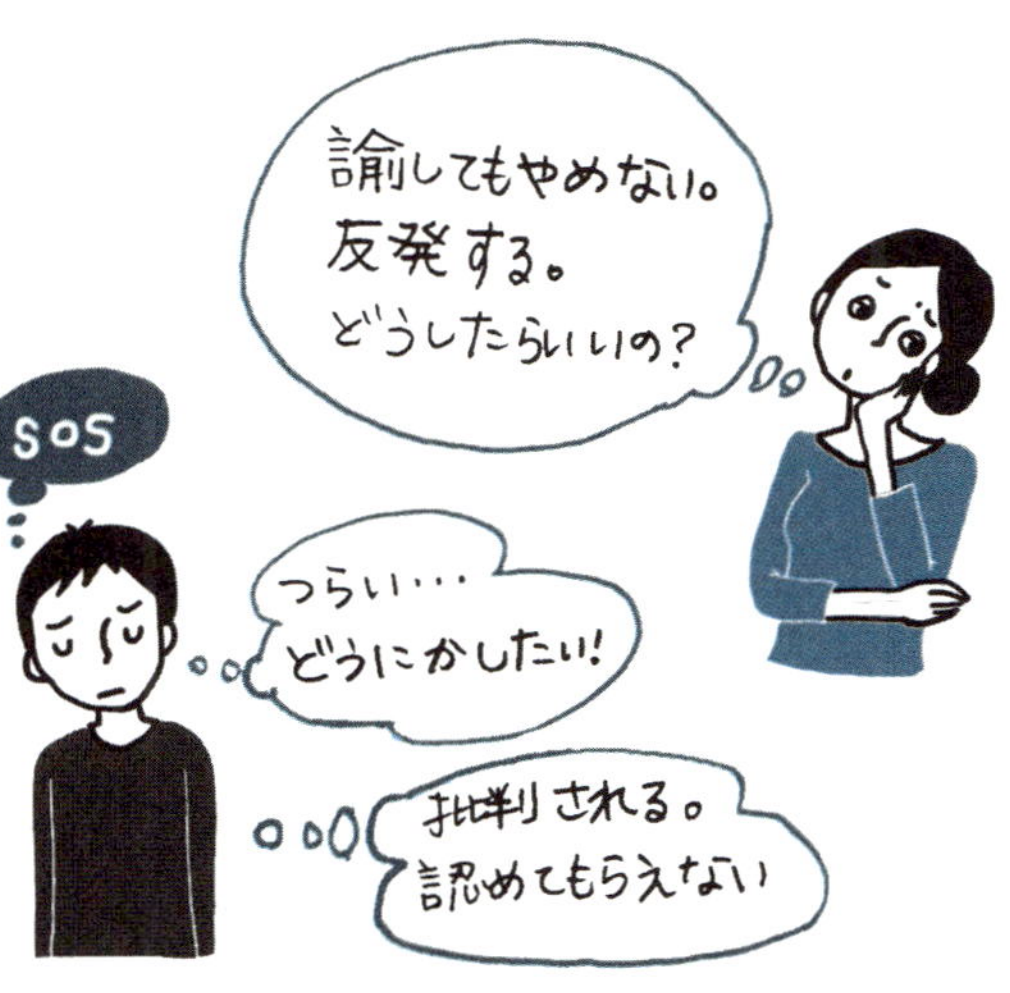

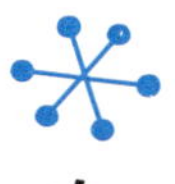

自分を傷つける人たち

自傷は多い

直接的な自傷行為の患者数は実は非常に多く、約１１００校の公立学校を対象に行った調査では、小学校では９％、中学校では73％、高校では82％の学校が、在校生のなんらかの自傷行為を把握しています。同調査では自傷発生率として中学生０・３７％、高校生は０・３３％という数字を算出しています。

この数字だけで十分多いように感じますが、私たちの研究グループが行ったアンケートでは、これをはるかに上回る頻度で中高生が自傷を経験しています。その数字は海外で実施された同様の調査とも近く、おおむね男子の３～５％、女子の10～17％に自傷行為の経験があるというデータが出ています。

こうした調査結果から、自傷行為をする人の数がとても多いこと、男女問わず起こること、また調査方法、つまり聞き取りのしかたによって隠れてしまう件数があることを知っておいていただければと思います。

自傷は多い

◆ 自傷行為の経験がある中高生

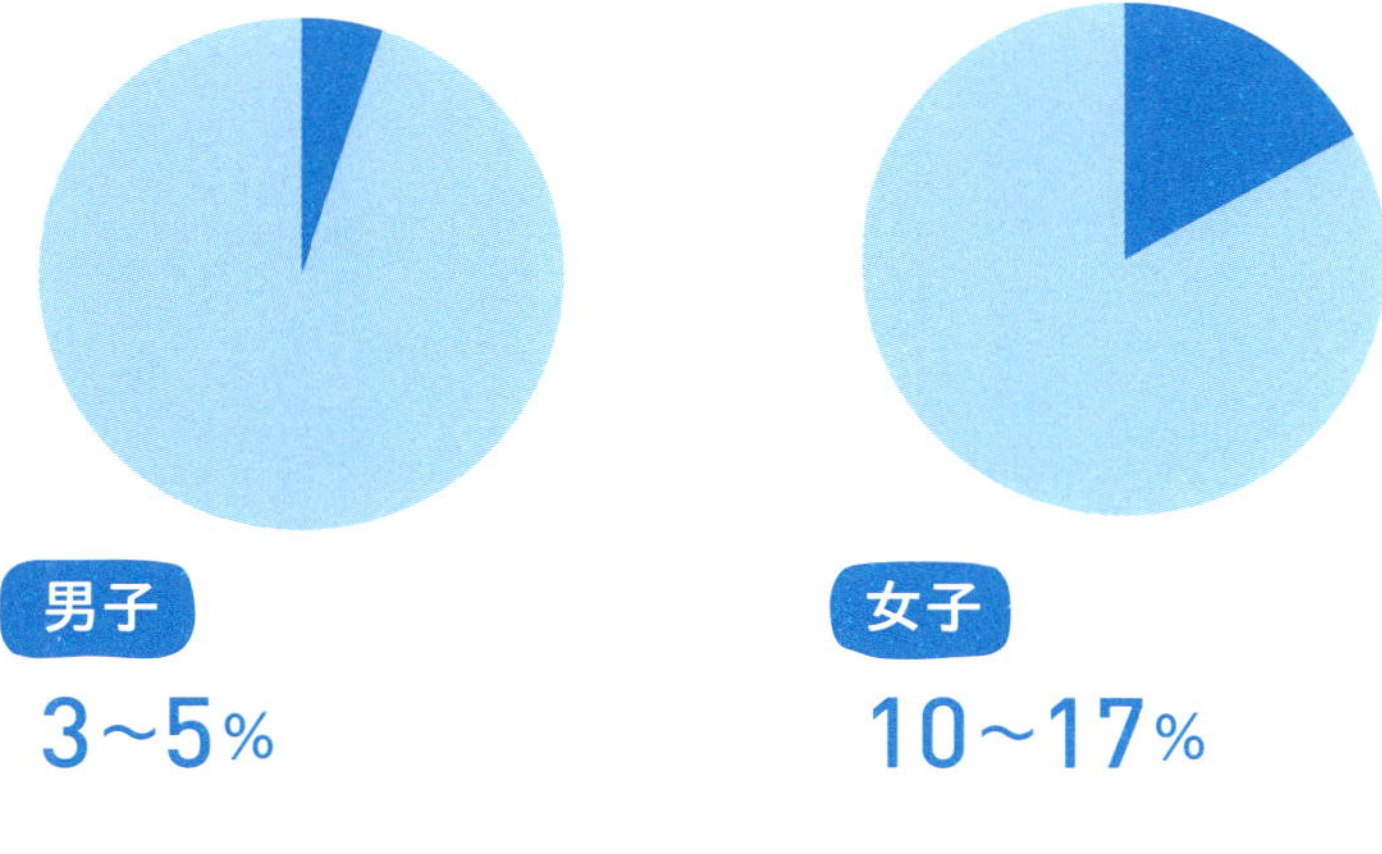

- 意外と多い
- 男女問わず起こる
- 調査では把握しにくい

調査方法によっては、隠れてしまう件数もある

自傷が身近に？

また、自傷行為の社会での位置づけの変化についても述べておきます。

昔から精神科臨床の現場では自傷行為はもちろん、リストカットという現象はよく知られていましたが、当初はもっと身構えて診療に臨むような印象でした。

しかし、最近のリストカットはもっと日常の風景のなかでもしばしば遭遇し、身近で、敷居が低い印象です。

またリストカットを題材にしたマンガやドラマ、小説が人気となったり、有名人、芸能人が過去の自傷行為を告白したりするなど、以前のようになんとしてでも隠さなければならない話題ではなくなってきたように思います。

若者がこうした話題に接することで、興味を持ったり、触発されてしまったりすることへの危惧もありますが、こうした行為について正しい知識が広まること自体は悪いことだとはいえません。

前に述べたように、自傷行為はけっして少なくない人数の人が経験していることですから、隠したり、見て見ぬふりはできません。

「確かに存在する」という現実を受け止め、理解し、誤解を解くことが、真に支援を必要としている人の助けになると考えられます。

もくじ

自分を傷つけてしまう人へ …… 2
自分を傷つける行為はつながっている …… 4
自傷行為のつながり …… 4
心の痛みを抱えて …… 6
自分を傷つける人たち …… 8
自傷は多い …… 8
自傷が身近に？ …… 10

第1章 自傷行為とは …… 17
自傷行為とは …… 18
直接的か間接的か …… 18
直接的な自傷行為 …… 20
どんな病気か …… 20
自傷行為の目的 …… 24
自傷行為の転帰 …… 25
死を引き寄せる自傷 …… 25
自傷行為と自殺 …… 26
摂食障害 …… 28
どんな病気か …… 28
原因 …… 33
隠れて行われる拒食と過食、代償行為 …… 34
万引きと摂食障害 …… 36
内心は援助を求めている …… 36
からだへの影響 …… 38
摂食障害の転帰 …… 39
摂食障害は自傷か …… 42
物質乱用、依存 …… 43
物質依存と行動嗜癖 …… 43
きっかけは身近なものから …… 45

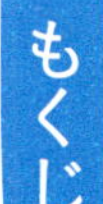

意思の力でやめることは難しい …… 46
自傷行為との違い …… 47
生きづらさを抱えている …… 47
つらさから逃れるために …… 49
処方薬依存の治療の難しさ …… 50
危険な過量服薬 …… 51
治療のゴール …… 52
その行為をやめさえすれば問題は解決か？ …… 52

第2章 なぜ自分を傷つけるのか …… 53

誤解される自傷行為 …… 54
相談できない …… 54
自傷行為の援助に関する誤解 …… 55
自傷行為をする理由 …… 57
コントロール可能感 …… 57
自傷による鎮痛作用 …… 59
他者をコントロールしようとする自傷 …… 60
やめにくい自傷 …… 62
自傷行為のアディクション化 …… 62
自傷行為の悪循環 …… 63
自傷行為に依存して生きている …… 64
自分を傷つける、大切な人との間に生じる3つの関係性 …… 65
1 否定される関係性 …… 66
2 支配される関係性 …… 67
3 本当のことを言えない関係性 …… 68
生きづらい環境とは …… 69
自傷と発達障害 …… 70
発達障害との関係 …… 70
危険な解離状態 …… 72
解離状態とは …… 72
解離状態への対処 …… 74

第3章 検査と診断 …… 75

自傷を病院で治療するということ …… 76
医療へのアクセス …… 76
医療機関にかかるメリット …… 77
医療機関にかかるデメリット …… 79

医療機関との関わり方 …… 80
医療機関へ …… 80
医師によいところを見せようとしない …… 82
いつでも病院は変えられる …… 83
こんな精神科医は疑問？ …… 84
本人が受診を拒むとき …… 86

病院で行われる検査 …… 87
基本は問診 …… 87
検査 …… 88
発達障害が疑われる場合の検査 …… 89

医療機関で治療する …… 90
治療法は確立していない …… 90

薬物治療の基礎知識 …… 91
特定の症状を抑える薬物療法 …… 91
精神科でよく使用される薬剤 …… 91
主な精神科薬 …… 92
薬物療法の注意 …… 96

心理療法 …… 98
心理療法の役割 …… 98
行動制限療法に関する疑問 …… 100

入院による治療 …… 101
緊急措置としての入院治療 …… 101

治療のゴール …… 102
自傷をやめるのがゴールではない …… 102
いつか自然に死ぬときがきたら… …… 102
コントロールを取り戻す …… 103
問題解決の糸口は診察室の外に …… 104

第4章 家庭でできる工夫 105

家族による支援 106
家族だけでの支援は難しい 106
子どもの自傷を知ったら 107
学校に知らせるか 109
ほかの兄弟姉妹への対応 110
学校からの連絡 111
不適切な反応、適切な反応 113
安心して悪いニュースを話せる関係を 116
摂食障害への働きかけ 117
物質乱用・依存への働きかけ 118
子どもが自傷を隠そうとする場合は 120
子どもが死にたいと言う場合は 122
家族への支援 123
家族も傷ついている 123
家族だけで悩まないほうがよい 124
家族も一緒に治療できる 124
本人ができること 127
自分を傷つけてしまうことがある方へ 127
観察する 127
自傷日誌をつける 131
トリガーを見つける 133
アンカーを見つける 134
置換スキルを身につける 135
置換スキルとは 135
刺激的置換スキル 136
鎮静的置換スキル 138
置換スキルのコツ 142
セーフティボックスのすすめ 143
支援を求める 144
信頼できるサポーター 144
太いつながりより、細いつながりをいくつも持つ 144
自助グループ 145

不特定対数に話すのはお勧めしない …… 147
ネットよりリアル …… 148
親や兄弟は近すぎて支援が難しいことを知る …… 148
恋人との関係を見直す …… 149
生活について …… 151
生活習慣を見直す …… 151
睡眠について …… 151
食事について …… 152
運動について …… 153
カフェインについて …… 154
アルコールについて …… 156
再発に備えて …… 157
再発はさせないよりも、しても動揺しないこと …… 157
衝動があったときの対処を確認 …… 158
コントロールを取り戻そう …… 158
PIUSのコミュニケーション …… 160
気持ちを伝える …… 160
◆コラム
注意したいボディモディフィケーション …… 162

第5章

回復への道のり

163
回復へのロードマップ …… 164
自傷からの回復 …… 166
平凡でとりえのない自分を認められなかった患者同士の交流で価値観は一つでないことに気づく …… 166
過干渉から反発
親離れ、子離れでそれぞれの人生を見つける …… 169
結びに …… 172
参考文献 …… 175

装丁・本文デザイン　澤田かおり
（トシキ・ファーブル）
本文イラスト　杉本安希

第1章

自傷行為とは

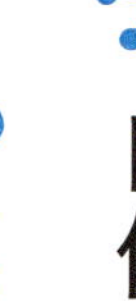

自傷行為とは

直接的か間接的か

ここでは直接的な自傷行為と間接的な自傷行為がそれぞれどのようなもので、どのように行われているか見てみましょう。

広義の自傷行為は自分を傷つけることです。

一般に自傷行為と聞いて想像するのはリストカットのように直接的に自分を傷つける行為でしょう。いわば直接的な自傷行為です。自殺の意思はないということに注意が必要です。

また一見して自傷行為には見えなくても、ゆっくり時間をかけて結果的にじわじわ自分を傷つけてしまう、アルコール・薬物依存、摂食障害のような行為も、間接的な自傷行為ということができます。こうした間接的な自傷行為には直接的な自傷行為と違って、自分を傷つけようという意思や認識がない場合も多いのです。しかし間接的だからといって軽症だとか問題が小さいと考えることはできません。

そしてまた、これらは併発する人がとても多いのです。本書では直接的、間接的の両方を取り上げますが、まずは直接的な自傷行為についてお話しします。

直接的な自傷行為と間接的な自傷行為

直接的な自傷行為

自分で自分を直接的に傷つける行為。自殺の意思はない

- リストカット　など

間接的な自傷行為

自身を傷つける意思はないが、長期的には健康を損なう行為

- 摂食障害（過食・拒食などの食行動異常）
- 物質乱用・依存（アルコール、薬物など）
- 危険行為（スピード違反）など

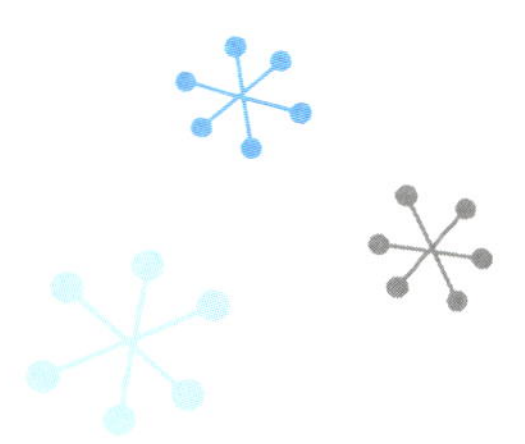

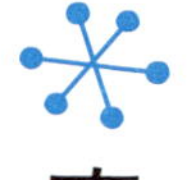

直接的な自傷行為

どんな病気か

自傷行為とは自分で自分を傷つける行為です。「病気」と聞くと違和感があるかもしれませんが、日本の医療現場でも診断に多く用いられる、アメリカ精神医学会が定める『精神障害の診断と統計マニュアル』の最新版（DSM−5）では、「非自殺性自傷行為」という精神疾患の一つとして掲載されています。

最大の特徴は死ぬ意思を持たずに、自分を何らかの方法で傷つけることです。自殺と混同されがちですが、死ぬ意思はないのです。

ネガティブな気分を緩和したり、他者との関係性を改善したり、もしくはよい気分を得ることを期待して行われます。行為の直前に不安、緊張、怒りなどつらい感情があり、それらがきっかけとなることがあります。

あるいは、自傷をしようかと悩んだり、自傷についてたびたび考えていたりすることもあります。また自傷行為をする人は、その行為が他人から見て咎（とが）められるようなものだということは認識しています。

直接的な自傷行為を説明すると次のようにも表現できます。

自傷行為とは、自殺以外の目的から、非致死性の予測をもって（「これくらいであれば死ぬことはない」と予測して）故意に自らの身体に、直接的に、軽度の損傷を与える行為のことであり、その行為が心理的に、あるいは対人関係的に好ましい変化をもたらすことにより、その効果を求めてくり返される傾向にある

また自傷行為自体は、ほかの精神疾患や神経発達障害から引き起こされるものとは区別されます。たとえばせん妄（意識障害）状態のときに自分を何かに打ちつけたり、神経発達障害による常同行為のなかで皮膚を傷つけたりするような場合には、この括りの中からは除外します。

10代のはじめに始まることが多く、何年か続くこともあります。男女の有病率はそれほど違いがないと考えられています。

前述したように、直接的な自傷行為を行う人には、摂食障害、物質乱用・依存との合併が多いことも指摘されています。

行為の方法

直接的な自傷行為の方法は、リストカットのほかにも多種多様です。

- **刃物で皮膚を切る（リストカット、アームカット）**
- **自分を火傷（やけど）させる（火のついたタバコを押しつける）**
- **自分を殴（なぐ）る**
- **自分をぶつける（壁に頭をぶつける、家具などにぶつける）**
- **自分を噛む・齧（かじ）る**
- **皮膚を刺す（鋭利なもの、ホチキス）**
- **瀉血（しゃけつ）（注射器などで血を抜く）**

傷つけるのに用いる道具もまた多様で、基本的に手近なものを使用します。たとえばカッター、カミソリ、ナイフ、コンパス、筆記用具、自分の爪、歯などです。

自傷する部位

傷つける部位もまたさまざまです。主に皮膚です。

- **手首や腕**
- **手のひら、手の甲、手の指**

◆太もも、すね、胸、腹

いずれにしても、ただちに生命に関わらないという点が特徴です。

自分を傷つけてしまうのですから、自傷行為は自殺と似ているように見えますが、致死性の低い手段がとられています。基本的にこうした行為を行う人は死のうと考えてはいません。

また、だからこそくり返し行われてしまうということに注意が必要です。

これがより重症になると、性器や眼球などを傷つけるケースもあります。こうした部位は脆弱(ぜいじゃく)で、健康への害があまりにも大きいため、くり返し常習的に傷つけるケースは多くないでしょう。

自傷行為の方法、部位

**方法や道具は多様
部位も多様**

- 衝動的に、手近なものを用いる
- 致死性が低い
（実は手首などを失血死するほど深く切ることは難しい）

そのためくり返してしまう

自傷行為の目的

自傷行為の目的については「他人の気を引くためのアピール的な自傷」という誤解が大変多く見られます。しかし、自傷行為はむしろ隠れて行われています。信頼できる研究では、自傷行為の96%がひとりぼっちの状況で行われているとしています。そしてそれは誰にも告げられずに行われています。また中高生の自傷について、学校の先生が把握するのは全体のわずか30分の1という調査もあります。ですから他人の気を引くために行われているというのは誤解であるといえます。

前にも述べた通り、自分を傷つける行為をしてしまう人は、心に痛みを抱えていることが多く、そしてその対処が上手ではありません。

自分ではどうしようもないストレス、つらさ、怒りを感じたときに、その心の痛みを乗り越えるために自分を傷つけます。自傷行為をする人に理由を聞くと「いやな感情を忘れるために切った」「痛みでつらさを紛らわそうとした」「自傷をすると生きていると実感できる」という答えが聞かれます。

自傷行為の目的の大半は、つらい感情から逃れるために、衝動的に行われたと考えられます。

しかし、死ぬ意思がないのだから放置してよいかというと、決してそうではありません。

自傷行為の転帰

自傷行為は周囲の働きかけや、子どもの成長、環境の改善によって消失します。基本的に長い転帰（てんき）（経過）をたどるのが一般的で、消失するのに平均7年、長くて15年かかるという研究もあります。支援するほうも、長期に渡るものだと知っておかなくてはなりません。そして今述べたのは、よい転帰をたどる場合の話です。

自傷行為を放置したり、誤った対応を続けていくと、長引くだけではなく、どんどんエスカレートします。

リストカットであれば、回数が増えたり、より深く傷つけたりするようになります。最初は衣類で隠れる部分を傷つけていたのが、隠れない部位も傷つけるようになります。そうしているうちにいつの間にか、当初は考えてもいなかった「死」を引き寄せてしまうのです。

死を引き寄せる自傷

自傷行為がエスカレートするうちに、いつかうっかり命に関わるような傷を作ってしまうことがあります。切る深さをコントロールできなくなり、取り返しのつかない致命傷を負ってしまうのです。

普通は、「死にたいほどつらい」と感じたとしても、実際に自分を傷つけるような行動はしません。痛みや恐怖心、自分の体を傷つけることへの抵抗感がそれを防いでいるのです。しかし自傷行為として、自分の体を傷つけてしまうことに慣れていくうちに、苦痛や恐怖感、死ぬことへのハードルが下がってきてしまいます。

また、自傷行為をくり返しているうちに、自傷行為から得られる効果が減弱していく点にも注意が必要です。それまでは死を思い描いても、自傷行為をすることで心を守ることができていたのですが、その効果が得られなくなります。消えたい、いなくなりたいという思いを消すことはできなくなり、いつの間にか自傷行為によって死ぬことを考えるようになります。自傷行為ではなく、自殺を考えるようになるのです。

自傷行為と自殺

10代で一度でも自傷を行ったことがある人は、10年以内に自殺死亡するリスクが400倍から700倍高くなるというデータもあります。自傷行為は自殺とは区別されるのですが、自傷患者は自殺リスクの高い群なのです。

そのなかでも、とくに自殺リスクの高い自傷患者群には次のような特徴があります。

拒食や過食・嘔吐といった摂食障害的傾向があり、アルコール・薬物乱用が認められ、過去に処方薬や市販薬の過量服薬（オーバードーズ　OD）をした経験がある

つまり自傷行為に加えて「間接的な自己破壊的行動」と過量服薬の経験がある人です。

過量服薬とは、たとえば睡眠薬を大量に飲んだりするなど、薬物を一度に大量に服用することです。アルコールなど他の物質と一緒に使用するケースもあります。自傷行為のなかでも非常にコントロール性の低い行為です。つまり、どのような結果を招くか、予測しにくいのです。長年自傷行為をくり返すうちに、過量服薬という致死性の予測が困難な行為へとエスカレートしていき、自死をたぐり寄せていくのです。

通常、自傷行為をする人が自殺を考えたとき、これまで自傷行為に用いてきた手段とは違う手段を用います。自傷行為と自殺を区別していることのあらわれとも考えられます。

たとえば、リストカットをしてきた人がある日、薬の過量服薬を行ったとしたら、それはリストカットだけをしている状態より、自殺のリスクが高い状態に至ったと考えられます。リストカットも十分危険ですが、過量服薬はさらに危険で、行為に対する結果予測の難しい行為です。さらに、もっと危険な飛び降りや首吊りといった行為に突然移行するケースもあります。

次の項では、間接的な自傷行為について見ていきます。

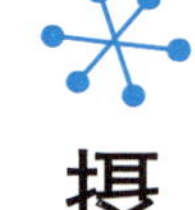

摂食障害

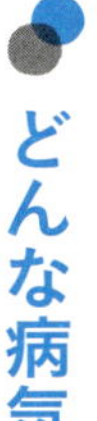

どんな病気か

摂食障害は食行動異常とも呼ばれ、おもに食事を拒む拒食、反対に異常に多く食べてしまう過食に分けられます。両者は一見するとまったく異なる状態ですが、互いに関連し合っていることが多く、コインの表裏のようにつながった行為です。「やせ願望」と、「肥満恐怖」という心の問題をベースに、交互に目立ったり、引っ込んだりしているのです。

思春期以降、若い世代に多く発症し、女性のほうが頻度は高いのですが、男性の患者も存在します。体重の増減によって気分に影響を受けやすいことも特徴で

拒食（食べることを拒む・食事制限）

↕ くり返す

過食（異常に食べる）

代償行為として、過食嘔吐などの排出行動を行うこともある

ベースには…
やせ願望・肥満恐怖がある

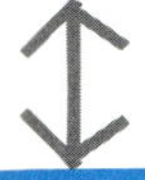

す。患者は体重が減ると気分が高揚してハイになり、自己評価も高まります。反対に体重が増加すると落ち込みます。拒食の反動で起こる過食は、抑制が難しい食欲から衝動的に行われ、食べている間は気分がハイになりますが、衝動が収まると後悔や自己嫌悪に苦しみます。

食べた後、それを償う行為（代償行為）として嘔吐を行うケースがあります（過食嘔吐）。そうした場合では転帰は長期化することが多くなります。

摂食障害は、臨床的にはおもに神経性やせ症（神経性無食欲症）と神経性過食症（神経性大食症）、過食性障害（むちゃ食い障害）などに分けられます。

体重の増減で気分に影響を受ける

やせる
ハイ
体重が増える
落ち込む
むちゃ食い
ハイ
食後
後悔して落ち込む
0.0

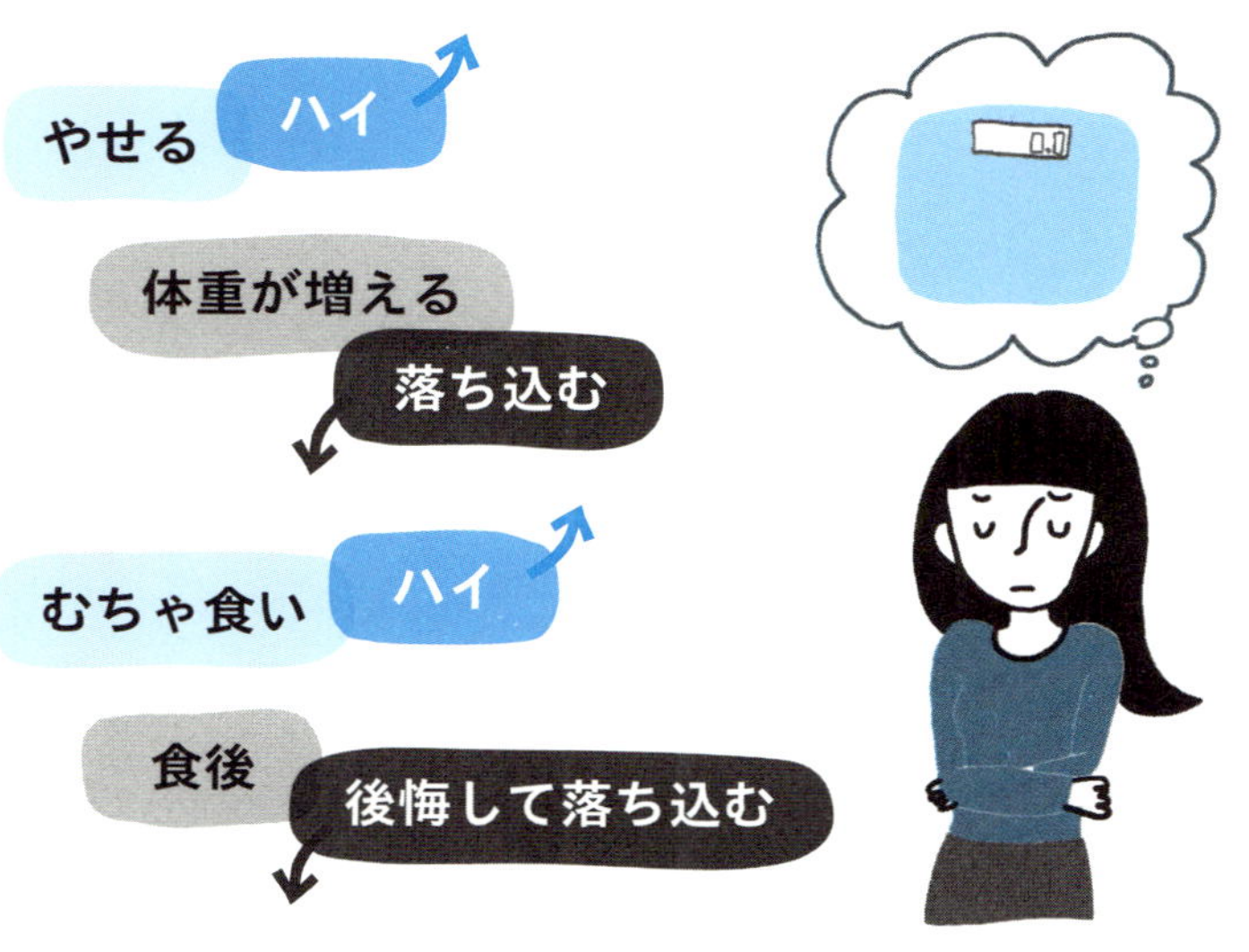

神経性やせ症（神経性無食欲症）(Anorexia Nervosa)

必要なカロリー摂取を拒否し、低体重（ＢＭＩ：Body Mass Index　17・0㎏／㎡未満）を呈しています。すでに低体重であるにも関わらず、体重が増えることや、肥満に対する強い恐怖があり、体重を増やさないための行動をくり返し、続けます。

体重や体型に関わる自己イメージに歪みがあり、本人にはやせすぎを認識することはできず、すでに低体重であっても、もっとやせたい、よりやせている状態が好ましいと考えます。

摂食制限型では、ダイエット行動、断食、過剰な運動などが主な症状で、過食・排出型では、過食した後食べたものを吐いたり、下剤や利尿剤などを使用することで体重を管理しようとします。

若い女性での有病率はおよそ0・4％です。男性と女性の有病率は1：10ほどで男性にはまれな疾患といえます。

高リスク群としては、小児期の不安症や強迫傾向との関連が指摘されています。また環境では、痩身が奨励されるようなモデル業などの職業との関わりもリスクを高めると考えられています。

神経性過食症（神経性大食症）（Bulimia Nervosa）

一定時間に普通より明らかに多い量の食べ物を食べます。その間は、食べることを抑制することができません。過食によって体重を増やさないために、不適切な代償行動として嘔吐したり、下剤、利尿剤などを使用します。絶食や過剰な運動をすることもあります。そしてそれらが3ヵ月以上に渡って、週に1回以上の頻度で行われます。

不快な感情を前駆的に生じます。なにかつらい感情を抱くと過食の衝動が強くなるのです。抑制することは難しく、いったん食べ始めると食べすぎで苦しくなったり、胃が痛くなるまで続けられます。本人はこの食行動を恥ずかしく思い、たいていは隠れて行われます。

体重を増加させないために行われる不適切な代償行動は嘔吐がもっとも多く、そのほかにも下剤、利尿剤、浣腸など複数のツールを使用します。排出行動（パージング）といいます。こうした不適切な代償行動には、パージング以外に、体調が悪いのに運動する、異常に長時間運動するなど、なにかに駆り立てられるように運動をしてしまうなどがあります。食べ物を口に入れて噛むだけで飲み込まずに、そばに用意しておいたビニール袋などに吐き出すというチューイングも代償行為の一つです。

神経性過食症は、神経性やせ症と同時に起こることもありますが、神経性やせ症の期間中だけに起こる場合は神経性過食症とは区別します。

過食性障害（むちゃ食い障害）(Binge-Eating Disorder)

普通より明らかに多い量の食べ物を一定時間に食べ、その間は食べることを抑制できないという点では神経性過食症と似ています。

そして過食は心身の苦痛を伴い、通常よりずっと速いペースで、満腹で苦しくなるほど、空腹を感じていないときでも、恥ずかしさから隠れて行われ、後になって自己嫌悪、抑うつ気分、強い罪責感を感じます。こうした行為が3ヵ月以上に渡り、週1回以上の頻度で行われます。

神経性過食症におけるパージングのような不適切な代償行動とは関連しません。結果的に肥満の頻度は高まります。過食性障害による肥満者は、通常の肥満者と比べて、肥満によって自己評価が傷ついたり、抑うつ、不安障害などの精神疾患を併発しやすくなっています。物質乱用・依存との関連も指摘されています。

反対に精神疾患の症状から過食が引き起こされていることもあります。たとえば双極性障害や、抑うつ障害、境界性パーソナリティ障害など、他の精神疾患が原因で過食があらわれることがあります。

また、過食は神経性やせ症、神経性過食症と同時に起こることもありますが、単独で行われることもあります。

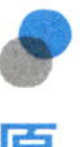

原因

きっかけとしては肥満恐怖、ダイエット依存など心理的な原因が主です。ダイエットや病気などなんらかの理由で体重が減ったのを「やせた、嬉しい」と、プラスに捉えるような経験から、意識が体重減少に向かうようになります。

リスクを高める要因としては、容姿、体重、見た目への関心が高いこと、自尊心の低さ、抑うつ、不安感などが指摘されています。

やせた体型を好む女性は多いものですが、摂食障害に陥る人は、体重の増減による気分の変化がとくに激しく、行為が極端になっていきます。

摂食障害は、家族に原因があるとする

摂食障害

- **神経性無食欲症/神経性やせ症**（Anorexia Nervosa）
  - 摂食制限型
  - 過食・排出型
- **神経性大食症/神経性過食症**（Bulimia Nervosa）
- **過食性障害/むちゃ食い障害**（Binge-Eating Disorder）

このほかにも、DSM-5ではさまざまな食行動異常を定義しています

説が根強く、「表面上は整った、経済的に豊かであるが、無力・無関心な父親と過干渉な母親」という家庭像を指摘されることがあります。しかしこのような家庭像は、日本には非常に多い家庭像ともいえますので、摂食障害の原因をこの家庭像に求めることには疑問を感じます。

また家族との関係性から、拒食をする患者さんの意図については「性的な成熟を拒否している」、「やせ衰えて心配されたい」などいろいろな指摘がありますが、有力さに関してはどれもそれほど差がないと考えられます。

いずれにしても、体重に固執するようになった背景には、満たされない承認欲求や、自己肯定感の低さなど本人なりの生きづらさがあります。それが社会全体の、「やせている体型を美とする」文化背景の影響を受け、体重の増減による自己評価の上下につながってしまうと考えられます。

過食嘔吐などの食行動異常も、体重が減るとハイになり、体重が増えると落ち込むという気分の変化に、たくさん食べることでハイになる身体反応が複雑に影響し、抑制できない食欲となってくり返されるようになっていきます。

隠れて行われる拒食と過食、代償行為

摂食障害をもつ人は、自分の行為が周囲から批判的に見られているという認識があるた

めに、行為を隠そうとしたり、対立したりして、周囲から孤立していきます。

摂食障害で食事を制限している人に、無理に食事を勧めると嫌がります。食べて体重が増えることを恐れているので、迷惑に感じるのです。軋轢(あつれき)が生じることを避けるため、勧められた食べ物を食べるふりをしてこっそり捨てたり、後で吐いたり、ということもよくあります。

過食を行う人も堂々とそれを行うことはありません。むしろ人前では食事量を控えようとし、自分の部屋や、夜間家族が寝た後など、人目につかないところで過食を行います。過食衝動が起こってからは「早く一人きりになって思い切りむちゃ食いをしたい」と考え続けているという人もいます。

過食に伴う不適切な代償行為（嘔吐や、下剤・利尿剤の使用など）も隠れて行われます。しかし、トイレや家の中にこもった悪臭から行為が発覚することがあります。大量にゴミが出るために発覚することもあります。

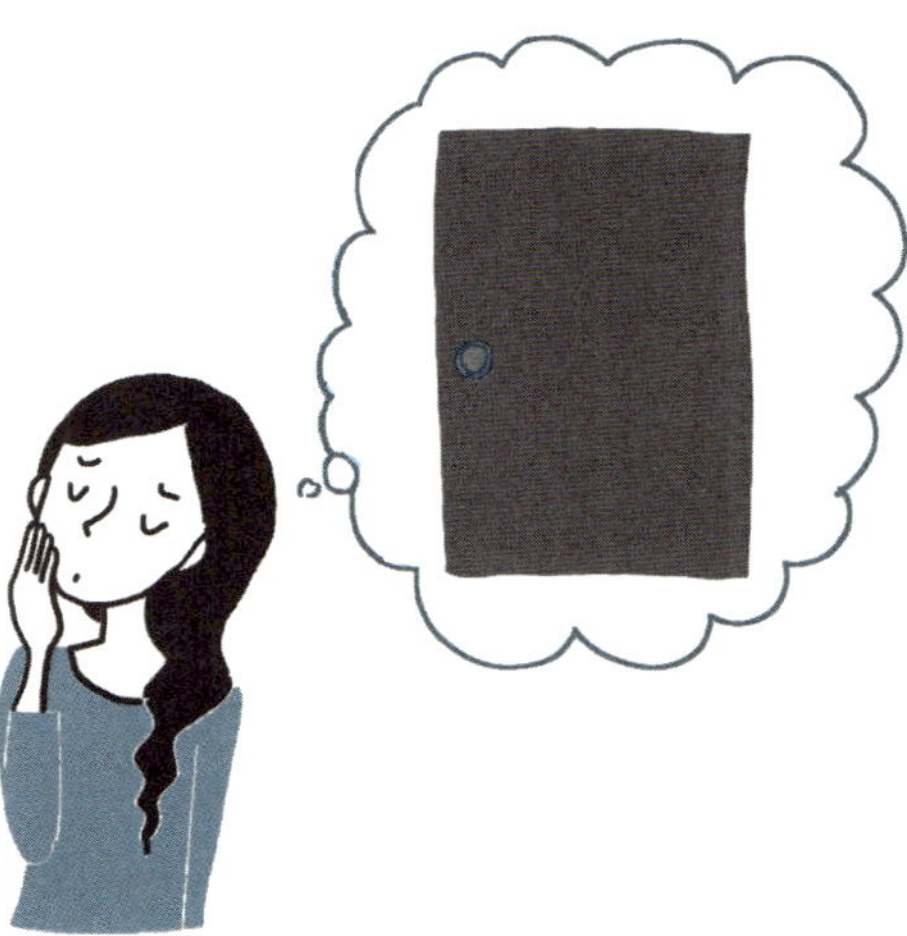

万引きと摂食障害

摂食障害、とくに過食では、食べ物を購入するための費用がかさむという問題もあります。万引き自体は窃盗という犯罪行為ですが、精神疾患とのかかわりが指摘され、摂食障害患者の一定割合に、常習的に万引きを行う人がいるという調査もあります。

理由には、過食のための費用がかさんで経済的に困っているということや、食べ物を買うのが恥ずかしいので会計をしたくないという心理も考えられます。

しかし過食がない拒食の患者にも万引き行動が多く見られますので、それだけでは説明がつきません。一般に拒食の人は食べ物ではなく、アクセサリーやバッグ、洋服、高級品を盗ることが多いです。そうした品物が本当に欲しいかというと、必ずしもそうではないようです。というのも、盗んだものを自分で使用しないまま、部屋に置きっぱなしにしているという人も少なくはないからです。

なお、摂食障害に合併する万引きは摂食障害症状が改善するのに伴い、しなくなっていくことが多いといわれています。これは万引きする対象が食べ物以外の場合にも当てはまるようです。

内心は援助を求めている

やせ細って見るからに心配な拒食状態の人より、一見健康には問題のなさそうな過食状態の人のほうが自ら治療を希望することは多いのです。

しかし周囲の反応は逆で、むしろ拒食のほうを心配し、過食は軽視されがちで、わがままととられることもあります。もちろん双方とも治療や支援が必要です。次項で述べるように健康への影響も少なくありません。

拒食状態の患者さんは、とてもやせているのに、やせていることを認めようとしなかったり、自分は太っていると言い張ったりします。見た目や体重に執着し、健康は度外視しているように見えます。栄養状態に危険が迫っていると判断されると入院治療になることがありますが、入院させても栄養摂取のための点滴チューブを外してしまったりします。

そうした状態を傍から見ると、合理的な判断力を欠いているように見えます。しかし極端な拒食に走る人にも知的な人は多く、合理的に判断する力がないとは言い切れません。見た目や体重のほかに本当の原因や意図があったとしても、医師やカウンセラーの手前「もっと美しくなりたくて」と受け入れられやすい理由を言っているに過ぎないという可能性もあります。

うすうす自分で危険を感じていても、援助を求めることによって結果的に体重が増えてしまうことを恐れている可能性もあります。体重や体型にかかわらず、やせたい、太りたくないという気持ちに理解を示すことが必要です。

からだへの影響

当然のことながら、摂食障害の健康への影響は小さくありません。

拒食では、体重減少・低栄養による内臓障害、生理不順、また生理不順の深刻な影響として妊孕性（妊娠しやすさ）への影響のほかに、骨密度の低下があります。

過食では血糖値への影響、胃腸への負担があります。過食に伴い嘔吐があると、胃酸による歯の障害などの症状があらわれます。

摂食障害で命を落とすこともあります。低栄養での死亡のほか、低カリウム血症による心疾患、低血糖発作や、低栄養から免疫低下し感染症などで死亡する例もあります。

また自殺のリスクも見逃せません。あらゆる精神疾患の中で、自殺による死亡率が最も

摂食障害とからだへの影響

拒食
内臓障害、生理不順、また生理不順の深刻な影響として妊孕性への影響

過食
血糖値への影響、胃腸への負担
過食嘔吐では胃酸による歯の障害

低カリウム血症による心疾患、低血糖発作や、低栄養から免疫低下し感染症などで死亡するなど、命に関わることもある。自殺も非常に多い

高いのは摂食障害だという調査もあります。

摂食障害の転帰

摂食障害は、拒食と過食を交互にくり返すことの多い病気です。ここでは、摂食障害で見られる経過の例をいくつか紹介します。

1 ある日拒食をやめたら過食もなくなった

Aさんは中学三年生で、高校受験のために部活動をやめて体重が増えたのをきっかけに、ダイエットに励むようになり、拒食と過食嘔吐の時期をくり返していました。両親は心配していましたが、反抗期と重なり助言を聞くことはありませんでした。

大学に進学した頃から徐々に、過食をしても嘔吐や下剤乱用はしなくなりました。それでも過食はしばらく続き、体重が増えると拒食に切り替え、食事制限をしていました。

しかしあるとき「もう太ってもいいや」と思い、拒食をやめました。体重は増えましたが、病的な過食も減り、以前ほどは食行動に翻弄(ほんろう)されなくなりました。今は回復に向かっています。

2 絶食、リバウンド、拒食

Bさんは高校時代からストレスがたまると過食をしていました。そのためもあって体型は肥満型でしたが、就職後、体調を崩した際に体重が減りました。同僚に「すっきりしたね」と言われ、それをきっかけにダイエットにのめり込むようになります。

食事制限のおかげで体重は減り、周囲にはやせてきれいになったと言われ、気分高揚。友人にもダイエットを勧めたりしていました。

絶食に近い過激なダイエットを続けていましたが、風邪を引き、自宅で休んでいるときにスナックを食べたのをきっかけに過食が始まりました。それ以来、衝動的にむちゃ食いをしてしまいます。周囲から「リバウンド太り」と言われていると感じ、以前よりも体型を気にするようになりました。仕事でトラブルがあると、過食の衝動を抑えられません。コンビニで菓子パンやドーナツ、デザートなどすぐに食べられるようなものを買い込んで帰宅し、玄関先でむさぼるように食べることもあります。

また肥満が気になるようになると、再び食事制限を開始しますが、しばらくすると過食の衝動を抑えられなくなります。

3 過食嘔吐が続く

Cさんは短大時代に友人と海に行くために始めたダイエットで失敗、自己嫌悪になり過食を起こします。スタイルの良い友人たちと比べて自分はきれいではないと感じるようになりました。当時交際していた恋人に体型のことを指摘され、ダイエットに挑戦するも、やはり体重を減らすことができませんでした。さらに自分に自信を失い、人目をひくようなことを嫌うようになりました。就職してからも消極的で、同世代が重要な仕事を任されるようになっているのに、自分は評価されていないとも感じていました。

そうしたなかでも過食は続きます。食べた直後の後悔から嘔吐するようになり、しだいに習慣化してしまいます。心療内科を受診しましたが、実感できるような改善はありませんでした。しかしカウンセラーと話をした後はいくらか気持ちが楽になるのを感じました。

過食後、嘔吐すると気分が晴れ晴れします。猛烈な食欲が抑えられず、最も多いときは毎日のように過食嘔吐します。最近、頻度は減ってきましたが、それでも週に3日は過食嘔吐を行っています。

摂食障害は自傷か

このようにからだへの影響を見ていくと、摂食障害の行動自体は自分を傷つける行為と見ることもできますが、狭義（きょうぎ）の自傷行為には含まれません。摂食障害が引き起こす健康被害はあくまでも間接的であり、本人は自分のからだを傷つけている認識はないからです。

しかし一方で、摂食障害は自傷行為と密接な関係があります。自傷行為の経験者には摂食障害のような食行動異常を持つ人が多いという調査もあります。中高生の自傷患者の一定割合に食行動異常があります。また臨床現場では、リストカットをしていた患者さんが、その行為はなくなったものの、今度は食べ吐きをするようになったというように自傷行為と摂食障害が交代するパターンをよく見ます。

摂食障害には、自傷行為と同様に、つらい感情や苦痛を「変える」効果があると指摘する研究もあります。嘔吐の苦痛も、患者さんの気分を高揚させる効果を持つ可能性があります。

また自傷患者さんには一定割合で罪悪感を契機に自傷を行う人がありますが、過食症患者のなかには、食べ物を吐いてしまった罪悪感から自傷する人がいます。さらに自傷患者で摂食障害を併せ持つ人は、将来的に深刻な自殺行動におよぶリスクが上昇します。

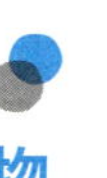

物質乱用、依存

物質依存と行動嗜癖

依存とは不健康な習慣をやめられず、コントロールできない状態です。狭義の自傷とは異なりますが、自傷をくり返す人のなかには、こうした問題を持つ人が少なくありません。

問題点としては、物質に依存してやめられなくなる、物質使用に耽り健康的な生活が送れなくなる、使用量・頻度がエスカレートしていくなどのほか、脱法ドラッグの使用や、入手のために不法行為をするなど違法性・反社会性の問題、過量服用のように高い危険性などが挙げられます。

間接的な自傷行為としては、アルコールやタバコ、薬物など物質への依存が問題となりますが、物質依存に対して、ギャンブルやゲーム、スマホ、恋愛、セックス、買い物など特定の行為に依存してしまう行動嗜癖もあります。経済的な問題を起こしたり、就学、就労に支障を来すことが懸念されます。

依存対象

物質乱用・依存の対象

アルコール、覚せい剤、大麻、睡眠薬などの依存性物質（薬物）

- ニコチン（タバコ）
- カフェイン（コーヒー、栄養剤、サプリ）
- そのほか、処方薬 など

いずれも摂取により脳に影響を与え、気分や意欲、意識状態に変化を起こす可能性のある物質

行動嗜癖の対象

- 行為に依存することもある（ギャンブル、ゲーム、スマホ、恋愛、買い物など）

やはり身近で手軽に興奮や気分の高揚を得られるもの

きっかけは身近なものから

これまで見てきたように、依存の多くは身近なものに依存します。簡単に気分転換や高揚感を味わうことができるものが対象となります。それだけではなく、依存状態でその物質を遠ざけようとするとイライラ感や焦燥、渇望などの離脱症状（禁断症状）があらわれ、離れづらくなることにも注意が必要です。

物質には誰でも依存するわけではなく、依存しやすい人とそうではない人がいます。そして依存しやすい人は、依存対象を変えながら依存行為をくり返します。依存対象が一つだけに留まらないのです。

たとえばアルコール依存の人が、他の薬物にも依存するようになることは珍しくはありません。つまり依存状態に陥りやすい人がいるのです。

しかしここが誤解されやすいのですが、「依存的な人格」というものはありません。そして依存は麻薬や覚せい剤など対象物によっては違法行為となることがありますが、必ずしも依存者が反社会的であったり、意思が弱かったりするとは限らないのです。

違法薬物の依存者が逮捕された際に「ほっとした、これで依存をやめられる」と言うのを聞くことがあります。依存している間、依存から抜けたいと苦しみ続け、依存している自分を責めているのです。

意思の力でやめることは難しい

物質乱用・依存する人のなかには「いつでもやめられる」と思っている人もいます。しかし依存状態を意思の力で脱することは簡単ではありません。

きっかけは嫌なことを忘れて気分転換したい、ハイになりたい、楽しみたいというようなことであったとしても、そこに離脱症状があらわれるとやめられなくなります。その物質を遠ざけようとすると不安定な気分になり、それを求めてしまうからです。

また、物質の使用でハイな気分になっても、物質の効果はずっとは続きません。効き目が薄れてくると現実が見えてきます。その現実が逃げたいようなものだったとしたらどうでしょう。また嫌なことを忘れるために物質を使用したくなってしまうのです。

このように行動が強化され、ますますやめられなくなっていきます。

行動が強化され依存の悪循環に

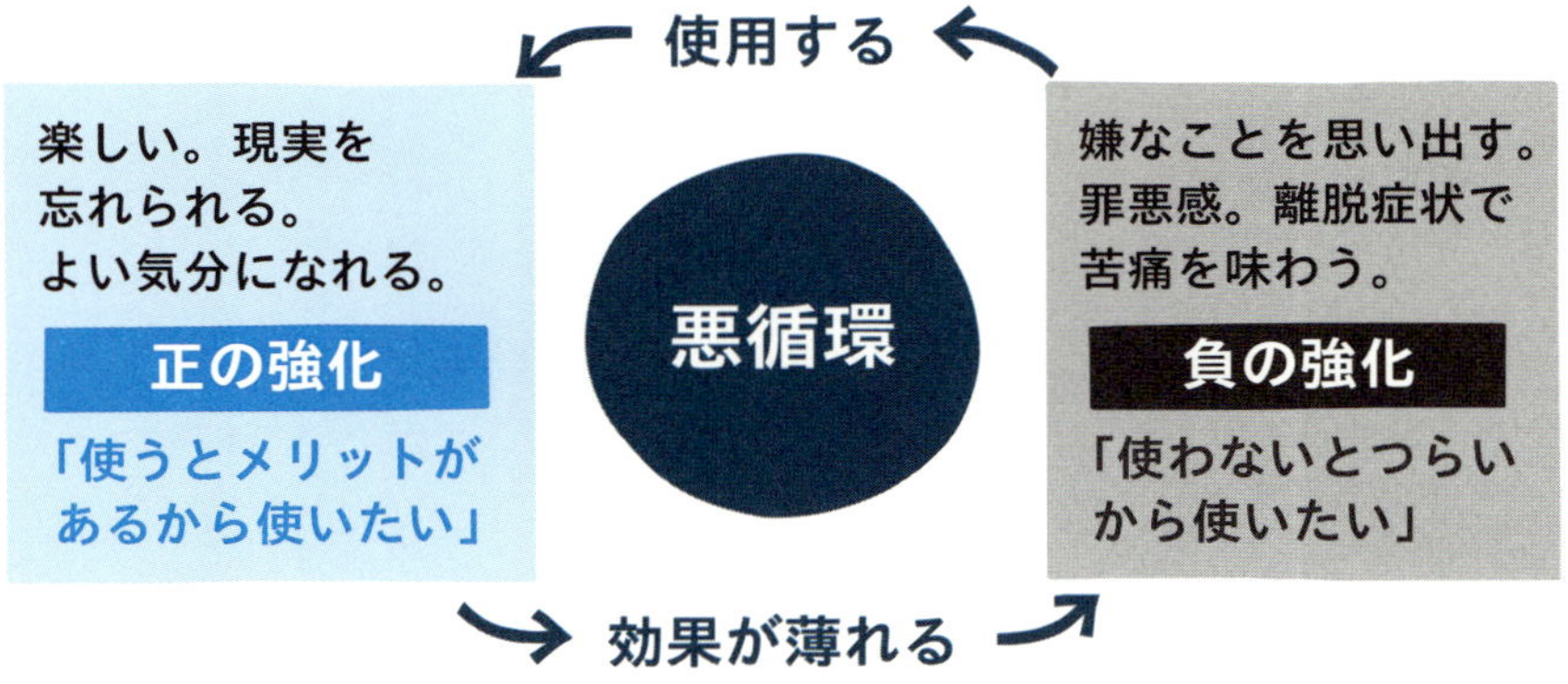

使用する

楽しい。現実を忘れられる。よい気分になれる。
正の強化
「使うとメリットがあるから使いたい」

悪循環

嫌なことを思い出す。罪悪感。離脱症状で苦痛を味わう。
負の強化
「使わないとつらいから使いたい」

効果が薄れる

自傷行為との違い

物質乱用・依存も、アルコールにしろ、ニコチンにしろ、薬物にしろ、過剰に摂取することで健康への好ましくない影響があるという点では、自分のからだを自分で傷つけることになるので、自傷ということになるでしょう。しかし以下の二つの点で、物質乱用・依存は直接的な自傷行為とは性質が異なります。

一つは、健康への悪影響の発現には長い時間がかかり、その影響と行為とは直接的な関係にないということです。

もう一つは本人の意識の違いです。本人は自分を傷つけているつもりはありません。むしろ、楽しみたくて、よい気分になりたくて、あるいは気分転換をしたくて、物質を使用します。

生きづらさを抱えている

性質が異なるとはいえ、物質乱用・依存する人が、直接的な自傷行為を行うことが多いこともわかっています。また直接的な自傷行為自体が依存対象となっていることもあります。双方には関連が見られます。

物質乱用・依存しやすい人の中には、悩みやコンプレックスを抱えている人が少なくありません。そして、そうした人たちは、それをうまく解消したり、人に助けてもらうことが基本的に苦手です。そんな状況で、なんらかのきっかけにより、抱えている生きづらさや苦悩を、物質の薬理作用が和らげてくれるというメリットに気づいてしまうのです。つまり、物質乱用・依存をする人と自傷をする人は、生きづらさを抱えているという点で、近いグループにいるのです。

なぜ物質を乱用してしまうのか？

◆ 使用者にとって「メリット」がある

自己治療仮説

物質の薬理作用が欠点やコンプレックスをうまく埋め合わせてくれる。生きづらさをやわらげてくれるメリットがある（海外では40年近く前から知られてきた考え）。

◆ 物質の作用に気づいてしまう

中枢神経（ちゅうすうしんけい）刺激効果

うつや疲れやすさの悩みを解消する
体重の増減による気分の変調を解決する

中枢神経抑制効果

不安を軽減する

つらさから逃れるために

薬物依存患者への調査で、彼らが仕事や対人関係のストレスが高まったり、疲れや痛みなどがあったり、劣等感や不安などを感じたりしたときに、アルコールや薬物の使用量が増えることがわかりました。

現実問題としての仕事のストレス、対人関係の悩み、身体的苦痛、劣等感、不安感が高まる中でアルコールや薬物の使用量が増加します。快楽や快感のせいではなく、苦痛や困難をやわらげる効果のためです。自己破壊ではなく、苦境にある自分を救済するために、物質の使用が役立っているのです。

精神科受診がきっかけで処方薬依存が始まってしまうケースがあるのですが、まさにこれです。睡眠障害や不安感などを和らげるために、処方された睡眠薬や抗不安薬などのベンゾジアゼピン受容体作動薬を使用することで、薬の力に気づいてしまいます。そのうちに眠れない、リラックスしたい、嫌なことを忘れたいといった本来の治療以外の理由から、医師の指示した量より多くの処方薬を使用するようになります。薬剤耐性ができて効果を得にくくなると、もっと多くの量を処方してほしがったり、はしご受診をしたり、不正な入手方法を考え始め、エスカレートしていきます。

精神科通院中の自傷患者さんの6～7割に、精神科治療薬の不適切使用経験があります。

処方薬依存の治療の難しさ

言うまでもなく、処方薬を大量に使用すると、副作用のリスクが増えます。薬によっては不適切な使用により、意識レベルや呼吸機能に影響するものもあります。

しかし処方薬依存の治療には難しい問題があります。

まず、依存状態を断ち切るために断薬しようとすると、けいれんなどの重篤（じゅうとく）な離脱症状が出る場合があります。また、断薬によって、もともとの精神疾患の症状が悪くなる場合もあります。

患者のほうも、薬を減らそうとする医師より、患者の希望通りに薬を出してくれる医師を求めて別の医療機関に行ってしまうことがあります。結果的に治療が中断されてしまうことも多いのです。

処方薬依存を治療することの難しさ

1. 重篤な離脱症状
2. 断薬によるもともとの症状の悪化
3. 治療の中断

危険な過量服薬

小説や映画などで「薬を大量に飲んで自殺を図る」といった表現がありますが、過量服薬は必ずしも自殺目的で行われるばかりではありません。自殺を企(くわだ)てて首をつる前などに行うケースもありますが、これまでに述べてきたように、「生きるための自傷行為」として過量服薬を行っている人が多いのです。

しかし過量服薬は、ほかの自傷行為に比べて、結果をコントロールできないという点でより危険です。「致死量」という言葉がありますが、「致死量未満だから」、「何錠以下は安全」という線引きはできません。過量服薬は生命の危険が常にあります。アルコールやほかの薬物などと一緒に使用するとさらに危険です。

薬の作用のほかに、窒息の危険性もあります。過量服薬では嘔吐物による窒息が多いのです。

そのほかに薬物によって引き起こされた酩酊(めいてい)状態が、衝動性を高めてしまうという危険性もあります。たとえば過量服薬した結果、薬をさらに大量に口に入れたり、自殺行動をしてしまうなど、さらに危険な行為につながることがあります。

衝動的に過量服薬を行ったことのある人は、ぜひもっと安全な方法で、困難な事態を切り抜けられるように対策をたててほしいと思います。

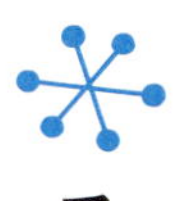

その行為をやめさえすれば問題は解決か？

治療のゴール

これまで直接的な自傷行為と、摂食障害、物質乱用・依存といった間接的な自傷行為についてみてきました。

身近な人の自傷行為を目の当たりにすると、その行為を止めなくては、と思います。それ自体は不健康な行為だからです。不健康な行為を止めようと思うのは当たり前です。

摂食障害もそうです。食事をとらない、食べすぎては吐く…、健康的とはいえない行為です。物質乱用・依存にしても同じです。対象にのめり込み、コントロールを失っている状態ですから。

しかし、その行為を止めること自体を治療のゴールにすることは勧められません。実はむしろ危険である場合があるからです。自傷を行う人は、自傷時以外は死に関する考えに支配されていることが多いものです。自傷をするときだけは、生きている実感を得られるのです。むしろ強制的に止めさせることで死を考えるようになるケースもあります。

次章では、自傷行為の原因について考察しながら、解決の糸口を探ってみたいと思います。

第2章

なぜ自分を傷つけるのか

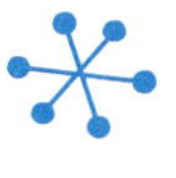

誤解される自傷行為

相談できない

自傷行為はしばしば「他人の気をひくために行っている」と誤解されます。しかし実は、自傷がアピールのために行われることを証明した研究は存在しません。

確かに、なかには他人の気をひくためのアピール的な自傷を行う人もいます。それは後で詳しく述べますが、自傷行為がエスカレートするなかで、自傷の持つ他者へのインパクトに気づいてしまい、二次的に派生するのです。

基本的に本人は、自分の自傷行為について積極的に言いたがりません。自傷を知られると「頭がおかしい人」などという偏見（へんけん）にさらされてしまいますし、自傷するほどのつらい状況にあることも知られてしまいます。他人の気をひこうとしていると誤解されるのも不名誉なことです。

自傷患者の家族も他人には言いたがりません。家族の自傷行為は、家庭の秘密となります。自傷行為をする人は10人に1人というデータについてお話ししましたが、多くの人にとっては、そんなに多い現象のようには実感できないのではないでしょうか。隠れて行われているから、実際よりも頻度の低い、稀（まれ）な現象のように思われてしまうのです。

自傷行為の援助に関する誤解

「自傷は弱い人がするもの」、「かまってほしいだけで死ぬ気はないのだから放っておけ」、などというのはすべて誤解なのですが、ときどき医療職でもこのように考えている人がいます。

なかには、リストカットの傷を丁寧に手当てすると、再びリストカットを起こしやすくなるので手当てはしないほうがよいと考える人もいます。こちらも誤解です。

そのほかにも自傷行為について、自殺未遂と混同したり、甘えや、誰かのマネだという見方が社会全体に根強く残るのですが、すべて誤解であり、問題の本質を見逃すことにつながりかねない危険な

自傷は人に言えない

つらいのだけど、隠しておきたい
うっかり知られるとみんなひく
頭がおかしい人、キモイと思われる

自傷するほどつらい状況にあることを知られたくない
つらい状況を直視したくない
誰にも知られたくない

自分ひとりでこのつらさから
逃れるためには自傷しかない

考え方です。

はっきり言えることは、どんな形にしろ自傷行為をする人は、その行為以前にすでになんらかの生きづらさを抱えているということです。

そして、自傷行為をやめようと思っても、自分の意思でやめるのはとても難しいのです。ですから、誰かから自傷を止められたにも関わらず再び行ってしまったとしても、本人が意思の弱い人間ということではありませんし、自傷行為を止めようとする人に対して反抗したり、助言や忠告を軽視しているのでもないのです。

自傷行為への誤解

理由について

- 関心を引こうとしている
- 誰かの真似をしていると誤解される

対処について

- 死ぬ気はないからほうっておけ
- やさしくするとくり返す

くり返しても、助言に対して反抗しているのではない

本人が抱える生きづらさに目を向ける必要がある

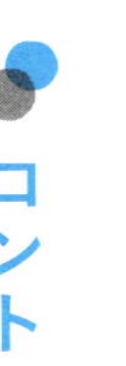

自傷行為をする理由

コントロール可能感

ここまでお話しした中で、自傷行為をする人が「生きるために自傷をする」という表現を使いました。

リストカット経験のある若者の６割が、自傷の理由として「不快感情を和らげるため」と回答したという調査があります。自傷をしてしまうほど不快なことがあるわけです。手に負えない悩みです。

悩みが手に負えない場合は、人に相談するべきですが、自傷をする人はそうはしません。周囲に信頼できる人、自分を助けてくれる相談先を見つけていないと考えられます。

自傷行為の原因については、自傷行為をする人が、食行動や、気分、自己評価をコントロールしようとする試みから自傷を行っていると考える見方があります。

周囲に翻弄されてきた人ほどコントロールしたい願望が強いものです。周囲に翻弄されがちな生育過程のなかではコントロール可能感を得にくくなります。認められる経験も少なく、自己肯定感も低くなります。トラウマも抱きがちです。つらいことがあっても適切な対処の方法を見つけることができません。

そのなかで「自分にもなにかできることがある」と見つけたものが自傷行為です。

たとえばリストカットの場合、生きづらさからくる苦しさ、心の痛みは説明できませんが、自分で自分の手首を切りつける自傷の痛みは説明可能です。

拒食により体重を減らした人は「やせていることは、太っていることよりも素晴らしい」という価値観に基づき、食事を拒むことで減量を達成した自分に喜びを感じています。

依存もわけのわからない現実のつらさから来る痛みに苦しむよりも、自分の意思で物質を使用することでつらさを忘れられるなら、コントロールを失っているという自覚はないか、もしくは悟(さと)っていても黙殺(もくさつ)できると考えられます。

自分で説明できる痛みで気をそらす

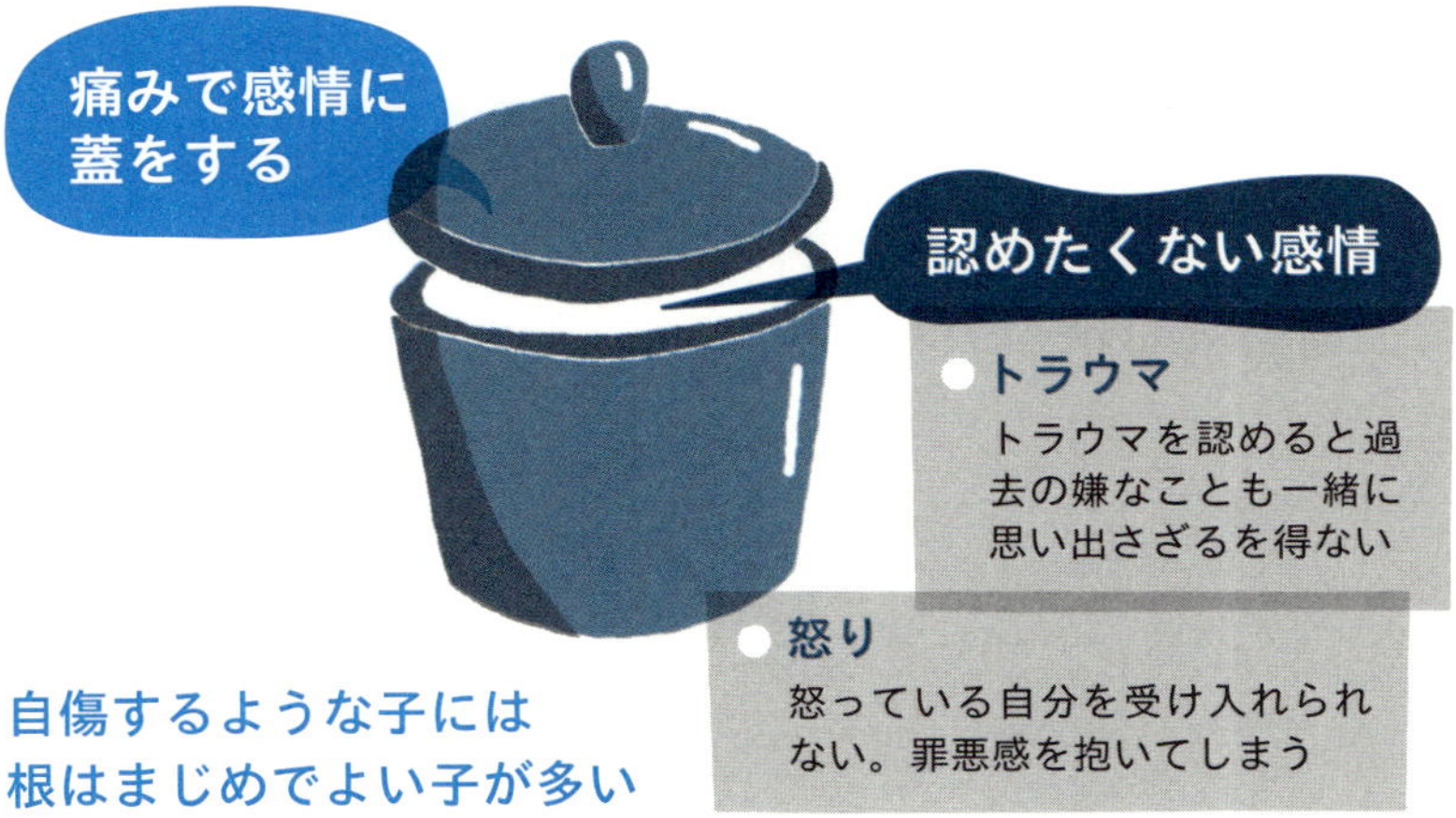

自傷による鎮痛作用

自傷行為の理由について、自傷行為が持つ鎮痛作用に目が向けられることもあります。自傷行為をした人が、「切るとホッとする」「気分がスーッとして楽になる」「心がスッキリして元気が出る」というのを聞くことがあります。

これはあくまでも仮説なのですが、自傷を行うと、脳内でモルヒネ様物質、エンケファリン、βエンドルフィンの分泌が盛んになるという研究があります。エンケファリンは人が怪我をしたり、分娩などの痛みがあるときに分泌され、鎮痛効果をあらわします。

習慣的に自傷を行う人の血液を調べると、エンケファリンの分解産物濃度が高いことが確認できます。つまりエンケファリンが盛んに分泌された形跡があるということになります。

自傷によって、このような鎮痛効果のある脳内物質の分泌が刺激されたことが、「自傷によって心の痛みが和らいだ」という経験となっているのではないでしょうか。そして、そうした経験が自傷行為を強化することとなり、再び心の痛みを感じたとき、それを緩和しようとして、また自傷を行っているという可能性も否定できません。

他者をコントロールしようとする自傷

自傷は当初は隠れて行われていますが、エスカレートしていくうちに隠しきれなくなり、周囲に知られてしまいます。不本意であっても周囲に知られたことにより、リアクションが得られます。周囲の人は当然ながら驚いたり、取り乱したりします。またそれまで冷たかった人も優しくしてくれたりします。そのため自傷の威力に気づいてしまいます。

それまで痛みをコントロールするために自傷を行っていたのに、他者をコントロールするため、威力を感じるために自傷を行うようになります。このようにしてアピール的な自傷をするようになる人もいます。

また自傷行為をする人は基本的に生き方が不器用です。もしも彼らが器用で、納得いかないこと、承服できないことがあったときに、対象となる人に反論、反撃することができれば自分を傷つけなくても済むでしょう。しかし自傷をするような人は、そんなことをしてさらに反撃されてしまうことを避けたいのです。そのために自傷は隠れて行われることが普通でした。

しかし他者をコントロールしようとする自傷では、自傷が反撃されないで相手に働きかけられる手段となっている場合もあります。自傷により、相手を怯えさせたり、態度を変えさせたりできるのです。

しかし効果は長く続きません。アピール的な自傷は早晩威力を失います。周囲は自傷者の自傷に慣れてしまいます。自傷には驚かなくなり、うんざりしたり、イライラした様子を見せます。無関心な態度をとるようにもなります。はじめのうちは、たとえそれに対する反応が叱責（しっせき）や罵倒（ばとう）であっても、周囲とのつながりを感じられましたが、その感覚すら得られなくなります。

自分をコントロールするパワーをすでに失っていた自傷ですが、こうして他人に対するパワーも失ってしまうのです。本人にとっては八方ふさがりの、たいへん危険な状態です。

結局、周囲からの支援にも絶望することになり、あるとき死ぬために、より危険な方法で自傷を行うようになります。

アピール的な自傷行為の危険性

◆ リアクションにより自傷行為の効果に気づく

↓

◆ 本来とは違う動機で自傷行為を行う
- 自傷行為の動機が変わる

↓

◆ 期待したリアクションは得られなくなる

↓

◆ 自傷行為のパワーは失われる

より危険な方法で
自傷を行う

やめにくい自傷

自傷行為のアディクション化

自傷行為はつらい気持ちから逃れるために行われ、どんどんエスカレートしていきながらくり返されます。くり返されるうちに、やめることができなくなります。やめようとしてもやめられない、またくり返してしまう様子は、あたかも自傷という行為に依存するかのようです。これを自傷のアディクション（嗜癖）化といいます。

物質への嗜癖と同様に、一時的には苦痛から目を逸らすのに役立ちますが、目の前にある問題は根本的に解決されていません。また自傷をせざるを得なくなります。

またエスカレートと同時に、以前よりもささいなことで自傷したくなります。当初は生きるか死ぬかというような深刻な悩みで、やむを得ず自傷を選択していたかもしれません。しかしエスカレートするうちに、自傷のハードルは下がります。ちょっとしたストレスでも自傷による癒しを求めるようになるのです。

自傷行為の悪循環

自傷がアディクション化すると、以下のような悪循環の様相を帯びてきます。

(1) 不快感情の引き金となるような出来事に遭遇する
(2) 解離・感覚麻痺（あるいは物質摂取による「化学的な」感覚麻痺による対処
(3) 対処の失敗による精神的苦痛の高まり、および防衛の破綻・パニック状態
(4) 切るべきか、切らざるべきかという内的葛藤に煩悶する
(5) 瞬時の解決：自傷をする決断→実行
(6) 一瞬の現実回帰と心的平衡感覚の回復
(7) 自傷の治療効果から離脱する際の不快感情（抑うつ・後悔・罪悪感・焦燥感）
(8) 不快感情から逃れるためにさらなる自傷行為におよぶ

（ターナー　2002より改変）

自傷行為をくり返すうちに、この悪循環から抜け出せなくなってしまいます。嗜癖化が進行している自傷者の場合には、引き金に遭遇したとたん、2から4の中間過程を飛び越えて一気に自傷行為へといたる近道ができている場合もあります。

自傷行為に依存して生きている

子どもが自傷を行っていたら、もしくは拒食や食べ吐き、物質乱用をしていたら、保護者や学校関係者はやめさせようとするでしょう。諭したり、もうしないと約束させたり、罰を与えたり、行動を制限したり、いろいろな改善策を試みるでしょう。場合によっては子どものほうから「もう二度としない」と言います。

しかし、そうしたことには関係なく、自傷はまた起こってしまいます。自傷行為に依存して生きているわけですから、自傷行為だけをやめさせようとしてもそれは難しいのです。

援助者に「もう二度としない」などと本心から誓った後、やはり自傷行為をしてしまうと、援助者を失望させてしまった自分を責め、援助者から見放されることに怯え、見放されるくらいなら自分から離れてしまおうと思います。結果的につらいことが増えてしまう可能性があります。それがさらなる自傷衝動を惹起させるかもしれません。

また、自傷行為しか自分を救う方法を知らなかったのに、それを断たれることは精神のバランスをとる方法を失うことになるかも知れません。

放置することはできないのですが、行為そのものをやめさせようとすると、援助者との関係が損なわれたり、結果的に支援を受ける機会を逸したり、心のバランスをとることができなくなったりする危険性があるのもまた事実です。

自分を傷つける、大切な人との間に生じる3つの関係性

自分を傷つける行為をしやすいのはどんな状況にいるときでしょうか。自傷行為の改善には、周囲との関係性が重要であることがわかっています。大切な人と信頼し合える、対等な関係性が築けていれば、困難なときにも自傷に走らなくて済みます。

自分を傷つける行為をする人は、自分にとって大切な人との間に「不健康な関係性」が築かれていることがあります。親子、恋人、配偶者など固定化しやすい関係性では、自尊心や自己肯定感、問題に対処しようとする姿勢への影響が大きくなります。

不健康な関係性の図

1 否定される関係性
2 支配される関係性
3 本当のことをいえない関係性

このような状況では、自尊心や自己肯定感が損なわれ、不安が増し、問題の改善がしづらくなる。

不健康な関係性は次のようなパターンに分類できます。

1 否定される関係性

たとえば…

認めてほしいのに認めてもらえない関係
二股をかけられている関係
暴力を振るわれる、大切にされない関係

否定される経験を多くすると自分を嫌いになりやすくなります。その結果自分を大切にできなくなります。自分を大切にできないと、自分の体を傷つけることに対するハードルもどんどん下がってきます。

そもそも、自分を否定するような相手との関係を継続すること自体が自傷的なのではないでしょうか。

なんとかして認めてもらいたい願望があるので相手から離れられませんが、いつの間にか心に大きなダメージを負っています。気力を失い、疲れやすくなります。消えたい、いなくなりたいという願望も起こります。そんななかで自傷も行われやすくなるのです。

2 支配される関係性

たとえば…

異論を唱えると不機嫌になり責められる関係
屈服させられ、意見を変えさせられる関係

この関係性では、相手はしばしば嫉妬深く、束縛が強いことがあります。あなたを失ったり、裏切られることを恐れています。優しく、善意に満ちた助言をくれる人に見えることもあります。ことさら善意を強調してきます。

愛されている、受け入れないといけない、と思って接していると、脅しや暴言、暴力に常に怯え、相手の機嫌を損なわないように気を使いながら生活することになります。

また、この関係性に近いものとして、「自傷を止めたい」と、本人の気持ちを飛び越えた関わりを持とうとしてくる関係性もあります。本人の気持ちは無視してなんとかして言うことを聞かせようとします。逆らおうとすると「すべてあなたのために行っているのに」と責められ、治療・援助関係が支配的になってしまいます。

3 本当のことを言えない関係性

1、2の結果としてあらわれることもありますが、1、2がきっかけでない場合は、

たとえば…

自分に自信がもてず、本来の自分を出せない関係
自分への待遇を良くしてほしいのに主張できない関係

本当のことを言えない、ウソ自体は必ずしも否定されるものではありませんが、いつもウソをつかないといけない関係に留まり続けることこそが不健康といえます。

逆に優しくされると、相手の心を試そうとして相手の嫌がることをしてしまったりするケースもあります。振られるくらいなら振るほうがまし、と唐突に別れ話を切り出すパターンもあります。恋人だけではなく、支援者に対してもこのような態度をとってしまう患者は少なくありません。

女性であれば、家族との関係が希薄、友人が少ないなど孤立していると、こうした関係性で男性とつながってしまいます。そうしたケースでは、健康的で安全な関係性には惹かれないものです。

生きづらい環境とは

生きづらい環境と聞くと、始終諍い（いさかい）が絶えず、ネグレクトや暴力が蔓延（まんえん）しているような家庭環境を想像してしまいますが、ここでも重要なのは関係性です。

たとえば「勉強がんばってね」「就職がんばってね」というようなありふれた声かけでも、期待に応えられない子や、期待に応えなければ、と考えすぎる子にとっては重圧となることがあります。保護者の干渉（かんしょう）の度合いが同じ程度でも、子どもの能力や気質によっては負担となる可能性があるのです。

また家の中で子どものヒエラルキーが低すぎて、自分の意見を言おうとすると「誰のおかげで飯が食えると思ってんのか」と頭ごなしに押さえつけられてしまい、「なにを言っても無駄だ」と主張することを諦めていたりすることもあります。

いわゆるひどい家庭環境や、ひどい親の態度というわけではなくても、親の想像以上に子どもが「居場所がない」「生きづらい」と感じていることがあるのです。

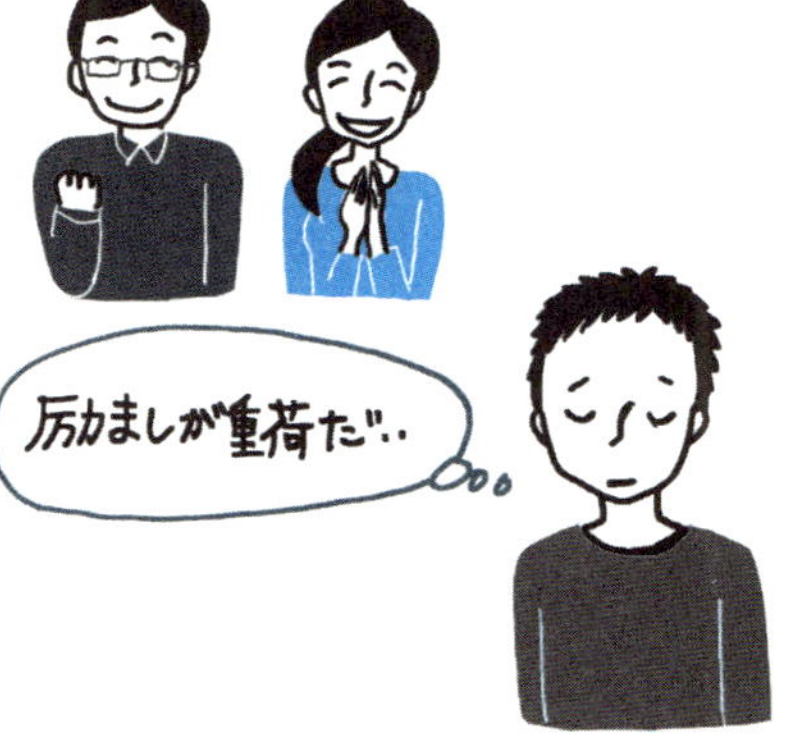

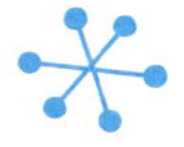

自傷と発達障害

発達障害との関係

注意力の欠如や多動性、衝動性などが特徴であるＡＤＨＤ（注意欠如多動性障害）、物事への臨機応変な対応や、コミュニケーションに困難を生じやすいＡＳＤ（自閉症スペクトラム障害）といった発達障害も自傷行為と関わりがあります。

最も懸念されるのは、日常生活のなかで発達障害のために失敗やトラブルが多くなりがちなことです。発達障害があることに気づかれなかったり、周囲の理解がないと、さらに非難されることが多くなります。だらしない、自分勝手、努力が足りない、落ちつきがないなどと誤解

発達障害の概念

ADHD（注意欠如多動性障害）

注意力の欠如や多動性、衝動性による困難

ASD（自閉症スペクトラム症）

主にコミュニケーションに困難がある
アスペルガー症候群もここに入る

そのほかにもLD（学習障害）などがある

されがちです。自分自身も発達障害の存在に気づかず、そう思い込んでいることが少なくありません。自己肯定感を得にくい状況です。

発達障害の人のなかには衝動性が強い人がいます。発達障害によって自傷しやすい精神状態に陥っているうえに、さらに発達障害のために行動を抑制しづらいのです。発達障害を持つ人には物質依存の問題を抱える人が多いこともわかっています。

しかし発達障害はあくまでも間接的な原因であり、発達障害だから自傷をするのではありません。ここでも大切なのは周囲との関係性です。

発達障害と自傷行為の関係性

発達障害によって…

- 自己肯定感を得にくい
- 問題対処が苦手
- 衝動性が強い

↓

自傷が行われやすい精神状態
自傷を抑制しづらい特性

周囲との関係性が大切

危険な解離状態

解離状態とは

自傷行為から解離状態が引き起こされることがあります。

解離状態とは、簡単にいうといわゆる多重人格のことです。比較的軽度である離人症（自分を外側から眺める感覚）、解離的健忘（解離が起きている間の記憶がない）などが主症状の解離性障害や、人格が別の人格（交代人格　平均4～7人格いるという調査もある）と入れ替わる解離性同一性障害などがあります。解離性同一性障害のほうがより重度と考えられます。

なお解離については、「そんな病気はない」と、病気の存在自体が疑わしいと考える専門家もおり、いまだに「詐病の一種」として誤解されているのは残念なことです。

しかし無視することはできません。自傷をくり返す人には、解離体験尺度（解離状態の重症度評価）でさらに高得点を示す人が多く、また高得点の人には「生きるためには自傷することが必要」と考えていることが多いこともわかっています。つまり解離と自傷行為には強い関係があるのです。

軽症のケースでは、自傷の最中には痛みを感じない、自傷の間の記憶が曖昧、といった現象が見られます。感情的苦痛を回避したい意図から解離が起きているとも考えられます。つまり、つらすぎる体験を、主人格をオフにして他人事として扱っているのです。自分の中の別の人格（交代人格）と入れ替わることもあります。

自傷をくり返すうちに、自傷行為が離人や解離の引き金となることもあります。解離と自傷がせめぎ合う状態を続けるうちに、自傷が解離を招くようになるのです。

さらに重度では、怒りに満ちた交代人格が死を促してくるようになります。交代人格が湛えている怒りとは、かつての自分が押し殺してきたつらく不快な感情と考えることができます。交代人格は過量服薬、アルコール・薬物乱用、食行動異常などの問題行動を示しがちです。

また、より重度では、感情的苦痛によって解離が起きそうになるのを、自傷行為で抑えているという逆転現象が見られます。

解離状態への対処

解離状態が見られたら、それを自己防衛の一つだと認識することが大切です。自傷行為への治療とともに、解離に気づき、解離に対する対処を行います。しかし、安易に人格を統合しようとするのは勧められません。離人感や交代人格が、つらい記憶や、つらい感情から患者の心を遠ざけ、守っている場合も少なくないからです。

解離性同一性障害では、交代人格からの声が聴こえることもあり、統合失調症の幻聴と間違われがちです。鑑別は難しいのですが、交代人格の声のような幻聴、幻覚は、統合失調症とは違って、抗精神病薬ではあまり改善しません。

治療者は、解離のある患者と接する際は、交代人格が前面に出てきていなくても、交代人格がすぐ近くにいて、つらい記憶や感情を引き受けてくれているのだという前提で患者と接するようにします。交代人格を否定しない方がよいのです。

そのうえで環境調整を行ったり、置換スキルなどを身につけていきます。

第3章

検査と診断

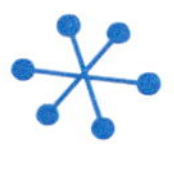

自傷を病院で治療するということ

医療へのアクセス

自傷患者さんやご家族は、どんな医療機関を受診すればよいのか、どのような状態になれば受診すべきなのか、判断が難しいと感じられているのではないでしょうか。一般に自傷行為、摂食障害、依存は精神科で治療を受けるべきといえます。本書をお読みの方の中には、すでに精神科クリニックや、専門病院などの医療機関へかかられている方もいらっしゃるでしょう。そうした方でしたら、自傷行為、摂食障害、依存を専門で診るという医療機関がたいへん少ないことにお気づきだと思います。自傷行為の治療を行ってくれる医療機関は多くありません。また医療従事者のなかにも、自傷行為について誤解や偏見を持っている人がいないわけではないのです。

基本的に、治療の開始はなるべく早いほうがよいと考えられます。まずは専門の医療機関を探し、見つからない場合は精神科で相談してみてください。

後ほど詳しくお話しますが、一件目の医療機関で解決しようと思わず、本人に合う医療機関を見つけるための第一歩を踏み出すというつもりで相談するとよいでしょう。なお、無理矢理受診させるのは好ましいことではありません。本人の意向は大切にしてください。

医療機関にかかるメリット

基本的に自傷行為は医療機関で治療を受けるべきだと言いましたが、病院に行くことですぐに治ったりするような性質のものではありません。治療は非特異的かつ個別的に、つまり慎重に様子を見ながら、患者に合わせて対処法を組み立て、よりよい方法を模索しながら行っていくことになります。

自傷に直接効果のある薬物療法はありません。また物質乱用・依存のところで述べましたように、薬物依存リスクなどのデメリットも無視できません。

とはいえ、患者に対し、なにもできないわけではありません。たとえば不安感や不眠が生きづらさを増幅させているような場合、薬物でそうした症状を和らげることで治療を助けることもできます。

医療機関にかかるべき理由は以下の通りです。

・医学的疾患の治療が行えます。

親族や自分自身だけで、病態の深刻度や適切な対応策、行為を引き起こす心身の疾患を正しく見極めることは難しいでしょう。生きづらさの影に発達障害が存在することも少なくありません。医療機関での評価が対策を講じる際に役立つ面も大きいでしょう。

・相談機関・福祉サービスの利用ができる

自治体の福祉サービスなどを利用する際には医師の診断書が必要となることもあります。精神科医の診断を受けることで、こうしたサービスへのアクセスが容易になります。結果的に患者に関わる人を増やすことができます。

自傷行為を家庭の問題、個人の問題として抱え込むより、より多くの人が関わって患者をサポートすることが望まれます。直接のサポートはもちろん、医師やカウンセラーとの関わりを通じて、視野を広げ、閉塞感を払拭するきっかけにもなります。

・サポーターたちが安心します。

自傷のコントロールや回復のためには、援助してくれるサポーターがいたほうがよいのですが、自傷のような回復や増悪が目に見えない病気は援助者も不安です。本人が精神科医や臨床心理士、精神保健福祉士などの専門家とつながりを持つことによって、ほかの非専門職である援助者たちが安心して患者に関わることができます。

医療機関にかかるデメリット

その反対にデメリットも考えられます。たとえば、

- **過剰な期待から結果的に失望して医療不信に陥ってしまうこと**
- **処方薬依存となるリスク**

などはデメリットといえます。

自傷行為を治療してくれる医療機関が多くないこともあり、患者やその家族は藁にもすがるような思いで、医療機関を訪ねてくることがあります。必然的に医療機関への期待が大きくなるのも無理はないでしょう。

しかし、再度、自傷行為やその治療が、薬を飲んで数値を下げてすぐ治る性質のものではないことを心得ておく必要があります。

医師や臨床心理士、そのほかの治療者との相性や関係性も大きく、「この先生ならわかってくれる」「この病院なら治してくれる」と期待しすぎることは、結果的に失望につながりやすいことも覚えておきましょう。

たとえ、何ヵ月も待ってやっと予約をとりつけた医療機関であったとしても、疑問を感じたら「無理して通い続けずに、別の医療機関にかかってもいいんだ」くらいの気持ちでいるとよいでしょう。

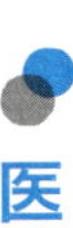

医療機関との関わり方

医療機関にかかる場合は

自傷行為で病院にかかる場合は基本的に精神科を受診します。専門の診療科があればそちらがよいのですが、まだまだ多くないのが実情です。

精神科と似ている診療科で、心療内科があります。心療内科は「主に心身症を扱う内科の一領域」と定義され、基本的には「からだの病気」を扱う科です。心身症とは、心理的、社会的な要因が関係し発症している身体の病気のことをいいます。これに対して精神科は、自傷行為のほか、うつ病や不安障害など「こころの病気」を扱います。

といっても心療内科と精神科は扱う領域が似ているので、どちらかアクセスしやすいほうにまずはかかってもよいでしょう。心療内科と精神科を兼ねているクリニックも少なくありません。

医療機関にかかる際の最初の心構えとして、次のことを心にとめておいてください。

いつでも転院できると考える
一人の医師に依存しすぎない

一人の医師に依存しすぎないというのは重要です。医師に関わらず、支援者は複数、広く浅く持つほうがよいのです。一人の医師に依存しすぎると、疲弊したり、不安感が強くなったり、関係性が不健康になりがちです。持続可能な体制を築くことが大切です。また、どうも相性がよくないなと思ったら、いつでも転院することは可能です。とくに医師が有名だったり、評判がよかったりすると、多少疑問を感じても口に出せずに受け入れようとしてしまいがちですが、合う、合わないがあることは確かです。

そして基本的に医師は多忙です。熱意のある知識豊富な医師であっても、一人の患者に割ける時間には限りがあることを、前もって知っておくと、不要に失望せずに済みます。相談先を主治医以外にも複数持っておくことも大切です。

もともと言葉で伝えることが苦手な人が多いので、診療の前には治療者に伝えたいことをメモにしておいたり、普段から経過をノートに記録しておくとよいでしょう（自傷日誌：131ページ参照）。

医師によいところを見せようとしない

また、医師とは悪い話も共有できる関係のほうがよいでしょう。自傷行為をする人には、相手の期待に応えようと無理をしてしまう人が少なくありません。

診療の際に、医師によい報告をしようとして、偽りの「良いニュース（Good News）」を伝えてしまったり、ものわかりのよい患者であろうとして本当のことを言えない場合もあります。

カウンセリングはうまくいった、言いつけを守っている、話は理解している…、医師からの問いかけにそう返事をする患者は少なくありません。しかしそれが本心とは限りません。生きづらさを解消するために自傷行為を選択するような人には、目の前の医師をがっかりさせたくない、そんな気持ちから「悪いニュース（Bad News）」を伝えられないような人が多いのです。

医師との関わり方で理想的なのは、悪いニュースもざっくばらんに話せることです。私の患者さんでも「先生、また今週も手首切っちゃった」と気軽に話してくれるほうが、受診が途絶えることなく継続的な治療が行えるように思います。

いつでも病院は変えられる

医療機関にかかるときに心に留めておいていただきたいのは、最初の医療機関で解決しようと思わないでいただきたいということです。もちろん最初にかかった医療機関と相性がよくて、よい経過をたどることもあります。

一人の医師やカウンセラーにこだわらず、適度な距離を保って関わったほうがよいのです。結果的にドクターショッピングになってしまっても、特定の医療者に期待しすぎて、後々失望したり、その人からよく思われたいために自分の症状を偽るようなことになってしまうよりはよいのです。

自傷行為の治療は長期にわたるのがふつうです。医療者との相性は非常に重要です。また前述したように治療は非特異的で個別的なものになります。他の人がよいといった治療法が、別の患者にもよいとは限りません。評判の名医にせっかく受診しても、その人の回復のために必要な治療手段をもっていないことも十分考えられるのです。

ですから、合わなかったらすぐに変えるくらいの気持ちで、気軽に相談するようにするとよいでしょう。

こんな精神科医は疑問？

自傷したことを叱責する精神科医

患者が自傷をするほどつらい状況にあったということに目が向いていません。このほかに「二度と自傷しないように」と約束させたり、「また自傷したら入院だよ」「もう診てあげないよ」などと脅してくるような医師にも、患者のおかれた困難な状況を理解することは難しいでしょう。

頑固で思い込みが激しい精神科医

自説を曲げず、患者の言うことを頭ごなしに否定します。患者の言うことを聞き入れず、患者と対等な関係を築くことはできません。

依存性の高い薬をためらいなく処方する精神科医

このタイプも自傷行為について理解が足りないといえるため注意が必要です。依存性の高い薬とは、たとえば睡眠薬のハルシオンやサイレース、マイスリー、抗不安薬のデパスやエリミンなどです。もちろん治療上これらの薬が必要なこともありますが、ためらいもなく、また必要な注意や警告もなく処方しているとしたら心配です。薬物依存のリスクを考慮していない可能性があります。また非常に依存性が強いベゲタミン配合錠、ラボナが処方された場合にはかなり問題があります。

パソコンばかり見て患者を見ない精神科医

こんな精神科医はいないと思うかもしれませんが、意外と多いものです。電子カルテ化が進んでますます増えてきました。忙しくて余裕がないのかもしれませんが、もっとも大切な患者との信頼関係を築くための姿勢に疑問を感じます。

逆によい精神科医のことも書いておきます。

患者の話によく耳を傾けてくれる精神科医

自傷行為の治療プランや道筋を考えるにあたっては、行動だけを見てただちに善悪を判断するのではなく、行動の背景や理由に関心をもつ必要があるからです。そのためには患者の話を注意深く聞く必要があります。

仲間が多い精神科医

医師一人で診療に当たっている精神科医より、臨床心理士や精神保健福祉士などと協力して診療にあたったり、地域の同業者や保健師、または学会など、いろいろなネットワークを持っている精神科医がよいでしょう。

適度な経験を積んだ中堅の精神科医

自傷行為の治療には熱意と根気、体力が必要です。若すぎて経験不足でも治療は難しいですし、若さから患者さんに意固地な態度をとってしまったりするようだと心配です。

医師と患者の間にも、対等で健全な関係性が築かれる必要性があるのです。

本人が受診を拒むとき

家族が受診を勧めても、自分を傷つけている本人が受診を拒むことは珍しくありません。当人に病識がなく、自傷行為を「病気ではない」と考えていることもあります。病院へ行く必要があるのは、自分よりももっと重症な人であって、自分ではないと思うのです。

また、治療のために生活を制限されることを心配することもあります。交友関係を否定されたり、趣味や部活動、外出などを制限されるのを恐れて、受診を拒むのです。行動制限療法といって、確かにそのような治療法は存在します。しかし、意に添わない治療は拒めばよいのです。

また、とくに摂食障害患者に多いのですが、自分が行っている行為を禁止されると考えている人もいます。たとえば食事を無理やり食べさせられることで、体重が増加したり、尊厳を傷つけられるのではないかと不安になっています。

このように本人が受診を拒むことは多いものです。そのような場合は、家族だけが受診してもよいでしょう。家庭での接し方のアドバイスを受けられる場合もあります。多くのサポートと関係をもちましょう。また家族が話を聞いてもらううちに、抱えていた心の問題が解消したり、誤解がなくなったりすることで、間接的に患者の治療が進展することもあります。

病院で行われる検査

自傷行為の治療は診療ガイドラインなどの診療手順のセオリーがなく、医療機関によって対応が大きく異なります。一般的に医療機関では次のような手順で診断と治療法の決定が行われます。

基本は問診

医療機関を予約し、初診の際はまず問診が行われます。症状の聞き取りをはじめとして、治療歴、成育歴、家族構成、生活環境、生活リズムなどを聞いていきます。どのような行為を、いつ頃から、どのような頻度で行っているかは、あらかじめメモにまとめておいたほうがよいでしょう。

そうしたなかで、病気の診断基準に当てはまるか、原因となっている心理背景はあるか、心身への影響がどの程度あらわれているかなどを医師が検討します。

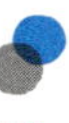

検査

自傷行為に似た症状のほかの病気がないかどうかを確認するために、本人の訴えと所見に応じて検査を行うことがあります。

たとえば、食事がとれない原因に消化器の病気が関わっていないか胸部・胃部レントゲン検査を行ったり、困難感の原因にてんかんなど、脳や神経の働きに関わる病気がないか脳波検査を行ったりします。知的障害や発達障害の有無を調べるために知能検査を行う場合もあります。

また自傷行為によって健康への影響がどのくらい出ているかについても検査を行います。必要に応じて、全身の傷の状態、歯や内臓の疾患などを確認します。

病院で行われる検査

他の病気との鑑別を行う。
また自傷行為のからだへの影響を診る。

似ている症状の病気

- 胃腸の病気
（嘔吐、食欲減退など）
- 脳・神経の病気
（意欲低下、めまい、疲れやすさなど）

発達障害が疑われる場合の検査

発達障害が自傷行為になんらかの影響を与えている場合もあります。

※ＡＳＲＳはＷＨＯ（世界保健機関）によるＡＤＨＤ（注意欠如多動性障害）の症状を見るチェックリストですが、こうしたものが使用される場合もあります。

知能検査が行われる場合は知的障害があるかどうかのほかに、言語性ＩＱ、動作性ＩＱ、言語理解、知覚統合、処理速度、作動記憶などのスコアを比較することでそのばらつきにより、発達障害の存在や特性を見ます。有名なものはウェクスラー知能検査で、年齢により児童向けのＷＩＣＳと、成人向けのＷＡＩＳがあります。この検査は1～3時間ほどかかるので、もっと簡易な検査を行うこともあります。

発達障害は一般にＡＤＨＤで20人に1人、ＡＳＤ（自閉症スペクトラム障害）で100人に1人など頻度の高い障害です。しかし見た目にはわかりにくく、同じ病名でも個人差が大きいという特徴があります。軽度だと本人さえも気づいていない場合が少なくありません。

発達障害の特性のために適応に困難が生じると、自己肯定感を得にくくなりがちですし、健常な人なら気にもとめないことが、意外にもストレスとして体験されてしまうこともあります。また衝動性、多動性があると、自傷行動を制御しにくい可能性があります。治療法を検討するうえでも発達障害の存在を確認しておくことは意味があります。

※成人期ADHDのスクリーニング自己記入式症状チェックリスト

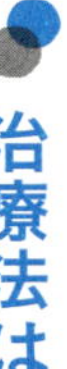

医療機関で治療する

治療法は確立していない

医療機関ではどのような治療を受けることになるのでしょう。行為を誘発する原因を特定し、状況を改善するためのカウンセリングや認知行動療法などの心理療法、後ほどご説明する置換スキルなどの対処法の指導、また顕在化している症状への治療が中心となります。各疾患に診療ガイドラインがないこと、治療が非常に個別的であること、医療機関によって大きく異なること、こうした点を考慮すると難治性の疾患と考えることができます。

- 原因の特定
- 心理療法
- 対処法の指導
- 生活改善
- 症状への対処

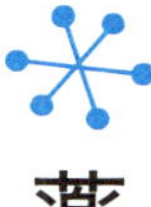

薬物治療の基礎知識

特定の症状を抑える薬物療法

薬物で自傷行為をぴたっと止めることはできません。本人が抱える生きづらさを改善することもできません。あくまでも個別の症状に対する対症療法です。

たとえば不眠があれば睡眠薬で、不安感が強ければ抗不安薬といったように症状に合わせて薬を使用し、症状を改善します。そうした不眠や不安感、抑うつ、興奮などの精神症状があると、もともとの生きづらさにさらに拍車をかけてしまうことがあるので、薬物治療はその点で有意義です。

精神科でよく使用される薬剤

精神科で処方される薬剤には、メリット以外にデメリットがある場合も多く、使用に際しては慎重に検討したいところです。

期待した効果が得られない、副作用を強く感じるような場合には、すぐに医師に相談します。また抗精神病薬、抗うつ薬のなかには副作用として体重増加をもたらすものがあります。とくに摂食障害のある患者では、こうした作用があるというだけで、肥満恐怖を増悪させ、精神状態を不安定にしてしまうことがあります。逆に体重減少の副作用が指摘される抗精神病薬もあり、不必要に患者の関心を惹きつけてしまうことも考えられます。

まずは依存、乱用のリスクについて主治医とよく話し合っておくべきです。

主な精神科治療薬

◆睡眠薬（睡眠導入剤）

一般に睡眠薬と呼ばれています。神経の昂(たか)ぶりを鎮め、睡眠を促します。作用の仕方によって、ベンゾジアゼピン系、非ベンゾジアゼピン系、バルビツール酸誘導体などに分類されます。メラトニン受容体作動薬であるラメルテオン（商品名ロゼレム）、オレキシン受容体拮抗薬であるスボレキサント（商品名ベルソムラ）は、比較的新しい睡眠導入剤です。

また作用時間の長さによる分類もあります。たとえば、寝つき（入眠）が困難な場合は作用が短時間のものを使用し、朝方早くや夜中に目が覚めてしまい、再度の入眠ができない場合には、中時間〜長時間作用するものを使用します。

睡眠薬のなかには、薬物依存のリスクが高いものもありますので注意が必要です。

◆抗不安薬

緊張を和らげ、自律神経の働きを安定させることで、心を落ちつかせます。不安、緊張、焦燥などの精神症状のほか、緊張による腰痛などの身体症状に用いることもあります。

ベンゾジアゼピン系、非ベンゾジアゼピン系などは、不安感を和らげるとともに催眠作用もあるので、不安感が強く、入眠が困難な患者に使用することもあります。

抗不安薬のなかには、薬物依存のリスクが高いものもありますので注意が必要です。

◆抗うつ薬

脳内のセロトニン、ノルアドレナリンなどの神経伝達物質の受容体再取り込みを抑制することで、それらの量を増やし、うつ病の症状である気分の落ち込みや、意欲の低下を改善します。主な薬剤は開発が古い順に、三環系抗うつ薬、四環系抗うつ薬、選択的セロトニン再取り込み阻害薬（ＳＳＲＩ）、セロトニン・ノルアドレナリン再取り込み阻害薬（ＳＮＲＩ）、ノルアドレナリン・セロトニン作動性抗うつ薬（ＮａＳＳＡ）などがあります。新しい薬のほうが、効果が早くあらわれ副作用も少ないといわれていますが、抗うつ薬は患者との相性がはっきりしており、古い薬のほうが好ましい効果をあらわすことも少なくありません。

◆躁状態に用いる薬

気分障害の一種である双極性障害（躁うつ病）の改善に使用します。炭酸リチウム、バルプロ酸ナトリウム、ラモトリギン、カルバマゼピンなどがあります。

それぞれ気分の異常な高揚を抑え、気分の波を安定させる効果があります。

しかし炭酸リチウムは、抑うつを改善する効果が認められる一方、薬の効果が出る量と、副作用（リチウム中毒症）が発生する量が近いので、治療に使う場合は、使用量を厳格に管理し、定期的に検査を行いリチウムの血中濃度を調べる必要があります。

また、近年、双極性障害と統合失調症との共通点もわかってきましたので、統合失調症の薬（抗精神病薬）を用いることもあります。

◆統合失調症に用いる薬（抗精神病薬）

統合失調症には、妄想・幻覚などの陽性反応と、感情的引きこもり、自閉などの陰性反応とがありますが、どちらにも改善効果があります。統合失調症では、脳内神経の働きが過敏になって精神症状があらわれると考えられていますが、神経伝達を弱めたり、神経伝達物質の受容体を遮断するなどして機能の異常を改善していきます。

比較的多様な副作用が見られますので、使用の際は医師の指示に従い、副作用に気づいたら早めに相談しましょう。

その他の精神科薬

◆抗てんかん薬

脳内の電気信号の異常でけいれんなどの発作を起こすてんかんがある場合には、抗てんかん薬としてカルバマゼピン（テグレトール）、バルプロ酸ナトリウム（商品名デパケン）、クロナゼパム（商品名ランドセン、リボリトール）、ガバペンチン（商品名ガバペン）、レベチラセタム（商品名イーケプラ）などが処方されます。てんかん発作というと、全身のけいれん発作を想像しがちですが、数秒などごく短時間だけ発作を起こす例など症状も多様で、患者数も100人に一人といわれるほど身近な病気です。

◆抗ＡＤＨＤ薬

発達障害のなかでもＡＤＨＤの多動や衝動性は薬物療法が効果をあらわすことが多く、薬で症状を抑えることで、他の心理療法やトレーニング、生活改善などの治療がはかどるようになることもあります。国内で主に使用されているものは、メチルフェニデート塩酸塩（商品名コンサータ）、アトモキセチン塩酸塩（商品名ストラテラ）です。２０１７年には、小児用にグアンファシン塩酸塩（商品名インチュニブ）も発売されました。集中力が高まる、攻撃性が抑えられるなどの効果も期待できます。

これらは比較的新しい薬で、小児期からの長期使用に関する安全性はまだデータが十分とはいえません。

長く持続して作用する剤型であることから、依存性は少ないといわれていますが、主治医と密なコミュニケーションをとりながら、指示に従って服用することがとくに大切です。

薬物療法の注意

治療で薬物を使用する際は、副作用、耐性、依存に注意が必要です。薬によっては、副作用の少ないものも増えてきてはいますが、個人差や体調による変化もあるので、薬を使用している際にいつもと違う感覚があった場合には、医師に早めに相談することが必要です。

睡眠薬や抗不安薬などの副作用でよく見られるのは、翌日への「持ち越し効果」です。薬を使用した翌日にも、眠気や、ふわふわした感じが続きます。また薬を飲んでから入眠するまでの間、また薬が有効に働いている間の記憶が途切れる「健忘（けんぼう）」があらわれることもあります。

自傷行為治療の妨げとなるような副作用として、ベンゾジアゼピン系の睡眠薬、抗不安薬では「依存」、「酩酊（めいてい）」、「離人感（りじん）」などがあらわれることがあります。バルビツール系の睡眠薬や抗不安薬ではこのほかに呼吸器系への影響があらわれる場合があり、大量服用による呼吸停止が懸念されます。

三環系抗うつ薬、抗精神病薬、抗そう薬・抗てんかん薬（カルバマゼピン）では、心臓への影響があらわれるものがあります。

躁病に用いられる炭酸リチウムでは、リチウム中毒の症状として腎臓障害の副作用が報告されています。

このほかにも多様な副作用があるので、薬物を処方されたら、起こる可能性のある副作用については使用前にしっかり確認しておき、勝手に薬の量を減らしたり、増やしたりせず、医師の指示を守って使用しましょう。長く薬を使用していると薬の効果を感じにくくなる「耐性」ができることがあります。薬が効きにくくなったなと感じた場合も必ず医師に相談しましょう。

処方が薬物依存のきっかけになることもあります。もしも、処方どおりの服用が難しい場合は、本人以外の人が薬の使用を管理し、飲み忘れ、飲みすぎのないようにサポートするという方法もあります。

そのほか、薬には「禁忌（きんき）」と呼ばれる飲みあわせや、使用してはいけない状況がありま す。「併用禁忌」は薬の効果を打ち消してしまったり、増強させすぎてしまったり、もしくは副作用が出やすくなる飲みあわせのことです。他科で処方された薬はもちろん、市販薬、サプリメントなども使用していれば医師に報告しましょう。

「使用禁忌」は、その薬を使用してはいけない状況です。持病（既往症）のほか、妊娠中やその可能性があれば必ず医師に報告します。

原則として精神科の薬物療法を受けている間は禁酒が望まれます。いうまでもなくアルコール類と一緒に薬を使用してはいけません。

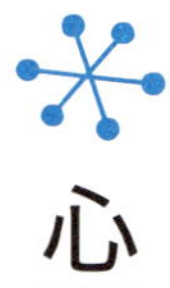

心理療法

心理療法の役割

根本的な改善を目指してカウンセリングや認知行動療法などの心理療法などを行い、心の負担を軽くしたり、認知を改善したりします。摂食障害に対して栄養指導が行われることもあります。物質依存、嗜癖が見られる場合には、依存対象から隔離すると同時に健康的な習慣を取り入れるように生活改善や健康指導が行われることもあります。

しかしどのような治療を行うかは医療機関によって異なり、またそれらの効果も個人差が大きいのが現状です。

ですが、子どもや家族が、他者とつながりを持つことや、出現している症状にそのつど対処できるという安心感を持つことは大切です。困ったときに相談できる先が一つ増えたというだけでも意味のあることだと思います。

心理療法にはさまざまな種類があります。

有名なものは認知行動療法（ＣＢＴ）です。ものごとの見方、捉え方を「認知」といいますが、自傷行為など心の問題を抱える人は、認知に偏り（かたよ）があり、物事をネガティブに捉えがちなのです。未知の状況では「きっと悪いことが起きるに違いない」と感じます。無闇にポジティブになる必要はありませんが、根拠なくネガティブすぎると不安や緊張が続き、心が休まりません。

ＣＢＴは「みんな私のことを嫌っているに違いない」などの偏った認知のバランスを修正し、「私を嫌う人もいるかもしれないが、全員そうだとは限らない」と、不要な不安感を抱かずに済むようにしていく療法です。通常、心理療法士、カウンセラーなどと十数回程度のセッションと呼ばれるプログラムを行います。

自傷行為をする人は、過去に虐待やいじめなどトラウマ体験を持っていることが少なくありません。またもともとトラウマを抱えやすい性質の人もいます。治療のなかで、トラウマに対する治療を行うこともあります。心理療法を行う際、そのセラピー、セッションを一見上手に終える患者さんは多いのですが、「効果を実感できた」などの言っていることが本心とは限らないことがあるので注意が必要です。

自傷行為の治療では、このように心理療法を併せて行うこともしばしばあります。医療機関によってその選択肢は変わってきます。

またクリニックなど医療機関によっては、カウンセリングは保険適用とならない場合があります。費用についても事前に確認しておくとよいでしょう。

行動制限療法に関する疑問

直接的・間接的な自傷行為の治療の際に、多くの医療機関で行われる（とくに摂食障害に多い）のが行動制限療法です。文字どおり、患者の行動を制限し、不健康な行動をさせないようにする治療法です。拒食症では、体重減少が著しくなり、生命の危険があるときなどに入院させ、点滴などで強制的に栄養を摂取させます。確かにやむを得ない緊急の場合もありますが、個人的には疑問を感じています。

多くの場合、行動制限療法では根本の問題がそのままにされているため、一時的に改善したとしても、またすぐにぶり返してしまいます。たとえば、拒食症で行動制限療法によって一時的に体重を増やすことができたとしても、退院すればまた食べなくなってしまうかもしれません。あるいは栄養摂取を強制されたことをきっかけに、過食嘔吐に移行していく場合もあります。また、強制的に学校を休まされた、外出を禁止された、食事を摂らされたことから、援助者に強く反発したり、自尊心が傷つけられたと感じることもあります。退院後の通院治療が中断してしまうリスクもあります。

また、無理に自傷行為を止めた結果、唯一の癒（いや）しであった手段がなくなり、急速に死を考えるようになるケースもあります。

このように行動制限だけを行うことは、かえって危険である場合もあるのです。

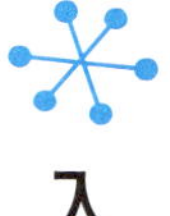

入院による治療

緊急措置としての入院治療

やむを得ず、入院が必要になる場合もあります。たとえば、自傷によって大けがをしてしまった場合、自傷の程度がひどく生命の危険がある場合、自殺願望が強いと疑われる場合などです。薬剤の過量服用の場合も、経過を見ると同時に、再発を防ぐために入院が必要です。

前の項でも述べましたが、摂食障害による栄養状態の悪化で危険が迫っている場合も入院が必要となることがあります。低栄養状態では、いわゆる餓死（がし）以外にも、免疫力の低下から感染症や心疾患など、さまざまな身体の危険があるからです。

いずれにしても入院を選択せざるを得なかった理由を、本人が納得できることが必要です。

こうしたケースとは別に、家族との関係性が症状に大きな影響を与えている場合や、虐待が疑われる場合など、よくない環境から患者を保護する目的で入院治療を行うこともあります。

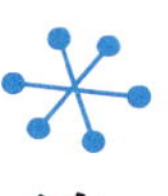

治療のゴール

自傷をやめるのがゴールではない

これまでにも述べてきましたように、自傷という行為だけに目を向けて、自傷をやめさせようと考えないでほしいのです。

治療の成果を、自傷があるなしで評価することには賛成できません。しないで済むにこしたことはありませんが、私の提案は「コントロールを取り戻そう」ということです。自傷せざるを得ない現実の状況や環境を改善し、激しく揺さぶられている患者自身の不安定な感情の状態を解決することをゴールにしましょう。

簡単にいうと、今よりも平穏で健康的な生活に近づけていくこと、それが目指すべきところです。

いつか自然に死ぬときがきたら…

ではどのような状態を治療成功と考えるべきでしょうか。

自傷行為に関しては、これで完全に病気が治った！と実感することはできません。「完治する」というよりは、「よく生きている」「今日は悪いこともあったけど、よいこともあった」「最悪のことはしないで済んだ」というように、「自分を認めることができるようになる」という段階に達したら、治療の成果があったと考えてよいのではないでしょうか。

完璧ではなくてもよいので、少しでも長生きして、いつか自然に死ぬときが来たら、死に際には「楽しいこともあったなあ」と振り返ることができる人生にしてほしいと思います。

コントロールを取り戻す

現実の状況や環境を変えるのには時間と手間がかかります。また、なにがつらくて自傷をしてしまったのか、当の本人にもわからないことが多いのです。

自傷行為をする人は、行為と同時に、つらかったことをなかったことにしようとし、心の痛みに蓋をしてきて感情を表現する言葉を忘れていたりします。

自分で行うコントロール方法、そしてその見つけ方については、次の第４章でお話しします。

問題解決の糸口は診察室の外に

摂食障害、物質乱用・依存を含め、そもそも自傷行為に関し、診察室の中でできることは限られています。

自傷にいたる根本の問題が環境にある場合、診察室の外や家庭でできることは多いでしょう。診察室の中ではむしろ、そうした問題がどこにあるのか考えられるように、情報を整理することに努めるのはどうでしょうか。

治療とは「○○療法」という手法より、むしろ考え方や周囲との関係性の改善だといえます。

次章ではご家庭などでできる関係性改善、コントロール感の獲得などについての工夫をご説明します。

第4章

家庭でできる工夫

イイトコだけ

全部を無理に
実践しない

イイトコ取りのすすめ

家族による支援

家族だけでの支援は難しい

病気によっては、家族の看病や介護が非常に重要となってきますが、自傷に関しては、実は家族による支援は難しいことが多いものです。

65ページで「関係性」について述べましたが、家族との関係性やその築き方に悩み、迷う患者は非常に多いのです。たとえばなんらかの理由で家族との関係性に失望して自傷にいたっている場合、それを家族だけで支援しようとすることは難しいものがあります。そして家族に非があるかというと、必ずしもそうとは限りません。むしろ本書のような書籍を手に取るような人は、患者の問題に気づくことができ、患者を心配し、なにかしら対策を講じる必要があると感じることができる人と考えられます。

しかし患者はその状況をすでにつらいと感じているのです。誰かに明確な非があるかどうかは関係ありません。

ですからそれを同定しない限り、同じ関係性のなかで、良かれと思ってしていることであっても、患者からは「また…」と失望の再確認につながってしまうことがあるのです。

家族による支援には、関係性の確認と再構築が必要となります。それまではできるだけ感情的にならないように、穏やかに子どもを認める姿勢を示すようにしていきます。

子どもの自傷を知ったら

多くの場合、子どもは自傷行為を家族に隠そうとします。家族が気づいたときには、何度も自傷行為をくり返して、挙句の果てにエスカレートし、上手に隠したり、取り繕う余裕を失っている段階である場合も多いものです。

子どもの自傷を知ったとき、多くの親は驚き、衝撃を受けます。悲しんだり、怒りを覚えたりする人もあるでしょう。これは普通のことです。意外と思うかもしれませんが、本人の自傷を深刻なものとしてとらえず、いかにもうんざりしたような態度をとったり、無視をしたりする家族は非常に多く見られます。また、なかには自分だけの価値観にもとづいて、自傷行為の意味を解釈し、ふさわしくない対応をとる人もいます。

親にとって、子どもの自傷行為を受け入れることは簡単ではないでしょう。しかし、このときに、悲しみや怒り、受け入れがたいつらい感情を子どもにぶつけないようにすることが大事です。家族の反応しだいでは、その後の転帰によくない影響を与えてしまうこともあるからです。

私は医療関係者に対しては、子どもの自傷を知ったときの接し方として以下の４点を家族に伝えてもらうようにしています。

①過度に自責しない、本人の行動に一喜一憂しない。
②怒りに駆られて説教しない。
③挑発的な態度をとらない（「死ぬ気もないくせに…」などと言わない）
④自傷行為を無視しない。

先に申し上げたように、子どもは自傷行為を親に隠そうとしていたのです。つらい感情をどうにもできず、自分で解決しようとした結果が自傷なのだということを理解したうえでリアクションすることが大切です。

また、これまでも述べてきたように、自傷行為の発生には複雑な背景が存在します。もし自分自身に完璧でないところがあったとしても、それだけが子どもの自傷行為の原因とはなり得ません。ですから過度に自分のことを責めたり、自分の一挙手一投足と子どもの自傷行為が関連していると考えないようにしてください。

学校に知らせるか

子どもが直接的、間接的な自傷を行っていることがわかったら、自分が目を離している間や、学校に行っている間はどうしているのか心配になるでしょう。

学校に知らせるべきか悩むかもしれませんが、子どもの自傷に関して、学校外に原因やきっかけがあるなら、基本的には知らせる必要性はないように思います。学校では平穏に過ごせているようなら、のびのびさせるほうがよいでしょう。

子どもの自傷が、学校に関わること、たとえば授業、部活動や友人関係、教師との関係などが原因となっている場合は、学校側と相談して対処することになります。

その場合は、学校に知らせる前に本人の同意が必要です。子どもは、親がどんなふうに学校に伝えるのか、その影響について不安を感じています。結果次第で親に対する不信感を持つきっかけになることもあります。いつ、誰に、どのようなことを話して、どのような対応を依頼するつもりかを知らせ、安心させましょう。

またそれに伴って、本人もどのような工夫や予防策がとれるのか、できそうなこと、難しそうなことを含めて話し合い、心構えをしておけるとよいでしょう。

ほかの兄弟姉妹への対応

家庭内では、自傷行為をする子ども以外への影響が少なくありません。両親が悩んでいると家庭はどうしても雰囲気が暗くなりがちです。問題を抱える子どもに対して、腫れ物に触るように接し、いつも気を遣ってしまいます。子どもたちは家庭内の雰囲気に影響を受けています。一人の自傷が、ほかの兄弟や家族に影響することは確かです。しかしこの話題をタブーにしなくてもよいでしょう。

自傷を起こす子、トラブルを抱えがちな子どもへの対応に親が時間をとられているのを傍で見ていて、兄弟ががまんしている可能性もあります。

実は一人の子のトラブルが収まると、ほかの子が困った行動を起こすようになることがあります。親のほうは「たまったもんじゃない」と感じるでしょうが、前にトラブルを起こしていたお子さんに対してしたのと同じように、関心を持って接するようにしましょう。

また、自傷行為をする子を本人がいないところで悪く言ったり、軽視するような言動も慎むべきです。本心でなかったとしても、どのように受け取られるかはわかりません。ほかの兄弟たちも失敗したり、親の意に添わないことをしてしまったとき、陰で親は自分たちのことを悪く言うのだと思ってしまいます。

学校からの連絡

子どもの自傷を、学校からの連絡で知るというケースも多いものです。ある日突然、養護教諭やスクールカウンセラーから電話があり、子どもが学校で行ったことや、傷跡などについて告げられるのです。

このような連絡があったとき、とくに家族が自傷をまったく知らなかった場合、多くは落ちついて受け止められません。「何かの間違いだ」「家の恥を知られた」と感じる人もいます。驚きやショックが、電話をしてきた職員への不満や反発という形であらわれたり、親として非難されている、子どもに関する重大なことを他人から知らされてプライドが傷ついたと感じることもあります。その場で子どもを叱りつけてしまう親御さんも少なくはないのです。

しかし子どもは、親のその反応をこそ恐れています。親が悲しんだり、怒ったりしている姿を見たり、頭ごなしに叱られたりすると、子どもは恐怖を感じたり、「やはり自分はダメな人間なんだ」「自分は理解されない」と感じてしまいます。

子どもが学校職員に「親には言わないで」と頼んでいることもあります。そうしたケースは多いのですが、学校職員としては、子どもとの信頼関係と、「子どもの一大事を保護者に伝えないわけには行かない」という職務への責任感とで板ばさみになっています。

詳しい事情がわかるまで、内心落ちつかないと思いますが、なるべく冷静な態度をとり、知らせてくれたことに礼を述べ、子どもを救うためにどのような連携がとれるか話し合ってみるとよいでしょう。親が落ちついた様子を示すことで、子どもも親と問題を共有することについて、次のステップに進む勇気が持てる可能性があります。

また、たとえ学校の対応に不満があったとしても、子どもの前でそれを非難することは避けるべきです。子どもが学校を頼ることもできなくなってしまうからです。どんな形であれ、子どもが助けを求める機会を奪ってはいけません。

知らなかった。ショック。
うちの子は どんな事を
話したのだろう?
叱られなかった。
わかってもらえるかも
しれない。

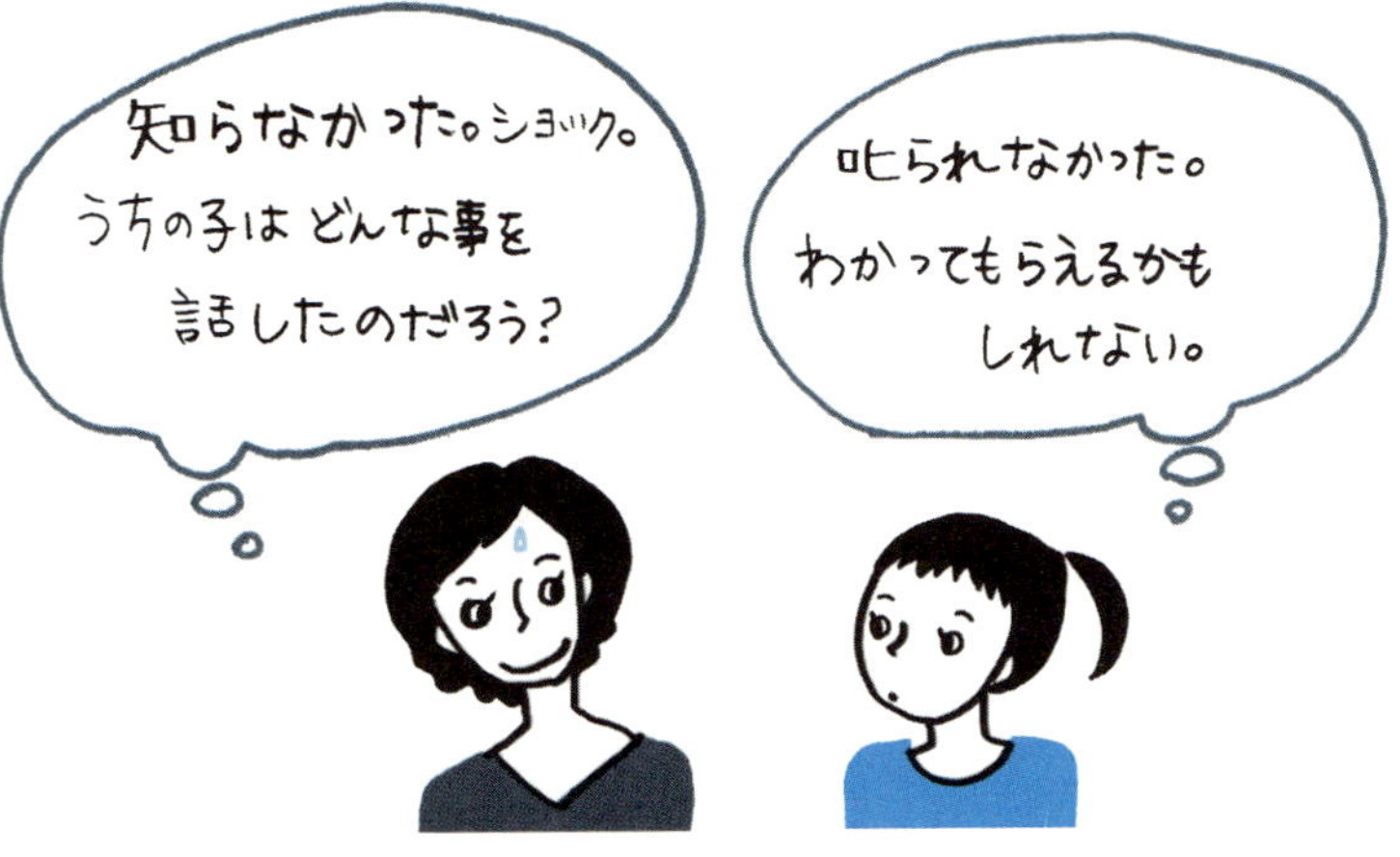

なるべく落ちついて
連絡をもらったことに礼を言う

不適切な反応、適切な反応

精神疾患からくる問題行動に接した場合、不適切な反応、適切な反応と呼ばれるリアクションがあります。それを、わが子の自傷行為に接したときの親の行動に当てはめると次のようにいうことができます。

不適切な反応

- **驚いて怪訝な表情を浮かべる**
- **叱責、非難する**
- **「もう二度としない」と約束させる**
- **なんと声をかけてよいかわからず見て見ぬふり**
- **自傷が持つ、他者に対するパワーに気づかせてしまう**

訝しんだり、叱ったり、責めたりすることは、子どもにしてみれば「理解できない」と宣言されたのと等しいことです。相談しよう、頼ろうという意思がますます削がれてしまいます。

このほかに「もうこんなことしないわよね」と約束させるようなことも逆効果です。ほかにしようがなくて、かつ衝動的に行われるのが自傷です。約束は当てにならないばかりか、次にまた自傷行為をしてしまったときのつらさを増加させるだけになります。

といって、見て見ぬふりも適切ではありません。子どもを責めないようにと考えての行動であるかもしれませんが、親に隠し事を知られたうえにそれに対するリアクションがないことは不安を増大させます。「自分には気にかける価値がない」「親からの救済という希望はない」「自傷してもかまわないと思われている」という無力感や絶望につながっていく恐れがあります。

そして「自傷がもつ、他者に対するパワーに気づかせてしまう」というものがまた厄介で、新たなモチベーションによる自傷行為へつながってしまいます。

本来隠すべきものとして行われていた自傷によって、親が「好きなだけゲームをしてもよい」「勉強を休んでもいい」などと譲歩したり、取り乱したり、打ちひしがれたり、「自傷をやめられたら欲しかったものを買ってあげる」などと駆け引きをしたりすると、子どもは自傷行為には、そうした相手との交渉に使えるパワーがあるのだと思ってしまいます。「人を驚かせてやろう」「自分の立場を有利にしよう」などと、従来の動機とは違う自傷行為を引き起こす可能性があるのです。

では、家族はどのように振舞えばよいのでしょう。

適切な反応

◆**穏やかに、冷静な態度で向き合う**

◆**告白をねぎらう**

◆**自傷せざるを得なかった状況に関心を持つ**

穏やかで冷静な態度で接しましょう。「そうだったの」「事情はわかった」などと言葉を挟んで、しばらく心を落ちつける時間を持ってもよいでしょう。

また、話した、伝えたというその行為を「よく教えてくれたね」「つらいことを説明してくれてありがとう」と評価することです。偶然発見した場合や、学校の先生を介して聞いた場合でも、「この話をするのは楽ではないでしょう」「知ることができたのを、事態を良くするきっかけにしたいと思っている」という気持ちを伝えられるとよいでしょう。

声かけの例

「よく話してくれたね」

「隠すしかなくてつらかったでしょう」

「理解したいと思っているよ」

「話すだけでも心が痛いでしょうね」

など

安心して悪いニュースを話せる関係を

子どもへの接し方に悩むかもしれませんが、「安心して悪いニュースを話せる関係」を維持できるかということを基準に関係性を考えていってはどうでしょうか。

自傷した本人は認められることを渇望しています。「認められない」と思っているので、つらいことがあったときに人を頼らず自傷を行っています。そしてその行為も認められることはないと思っているので隠れて行うのです。基本的に常に承認欲求と、罪悪感に包まれています。

しかし「家族は認めてくれる」と自信が持てるようになれば、自傷を隠さなくなるかもしれません。叱られたり、聞き流されたり、否定されたり、意に反して大事にされたりすることなく、受け止めてもらいたいのではないでしょうか。

本人が「また、リストカットをしちゃった」と伝えたとき、「それはきっとなにかつらいことがあったんだね」「なにがあったのか話してくれたら聞くよ」としっかり認めてもらえれば、次は自傷行為の前に「つらいことがあるんだ」と相談できるようになる可能性があります。

摂食障害への働きかけ

やせたい気持ちを認める

まず、やせたい気持ちを認めてあげることが大切です。食べ物を食べさせようと「やせなくてもいい」「少しくらい太っているほうがかわいい」などと言いがちですが、このように言われると、否定されていると感じます。

本人がやせたがっていることに気づいたら、「体重が増えるのが怖いんだね」と気持ちを認めてあげましょう。

3食は食べることを前提にする

ダイエットに協力しつつ、３食必要な栄養を摂れる「妥協点」を探りましょう。決して普通の一食分の量でなくともよいです。深刻な栄養被害が生じない、しかし本人の不安や恐怖が強すぎない量を、本人との話し合いで決めるとよいでしょう。

その際「生理が止まらないようにしようね」「骨粗しょう症にならないようにしようね」と、健康を気遣っていることを伝えましょう。

過食嘔吐がある場合も、３食きちんと食べさえすれば過食嘔吐をしてもよいことにしましょう。

物質乱用・依存への働きかけ

健康を心配していると伝える

「私はあなたの健康を心配している」と率直に伝えましょう。健康への影響については本人も心配していることがあります。病気を見つけるための受診に前向きになるかもしれません。

ほかの健康的な習慣で時間を使う

物質を断つだけでは欲求を抑えることは難しいものです。どんなときに物質の使用量が増え、どんなときには比較的少なくて済むのかを話し合い、「使用量を減らす」工夫を提案するとよいでしょう。スポーツや趣味など健康的なことで本人が取り組めることがあれば勧め、日中の時間を埋めていきます。なるべく家の外で人と会って行うようなことがお勧めです。リアルを充実させていきましょう。

135ページで紹介する置換スキルを身につけるようにします。衝動に駆られたとき少しでも行動までの時間を長くできるようにしましょう。

家族からの働きかけ

摂食障害への働きかけ

- やせたい気持ちを認める
- ３食は食べることを約束してもらう

物質乱用・依存への働きかけ

- 健康を心配していると伝える
- ほかの健康的な習慣で時間を使う

気持ちを認めつつ、健康を維持するために最低限必要な約束は守るように伝える

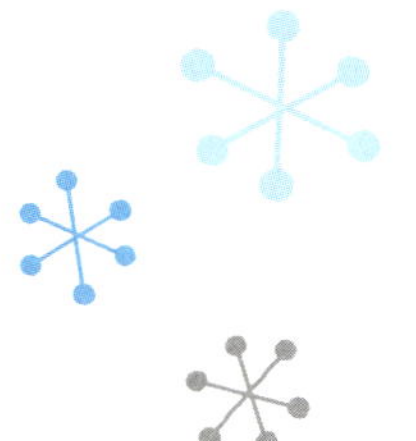

子どもが自傷を隠そうとする場合は

これまでも述べてきたとおり、自傷に関してオープンな子は少ないのが実情です。ですが、自傷を隠そうとするかどうかも援助の手立てを講じるうえで重要なチェックポイントになり得ます。

自傷を隠そうとする理由は、罪悪感や、心配をかけたくない、大事にしたくない、叱責を恐れているなどが考えられます。また、自傷行為を制限されることを危惧している場合もあります。四六時中監視されるようになったり、外出やネット使用を制限されるようになったり、使用する物質から遠ざけられたり、摂食障害では食事を管理されるようになることを心配しています。つまり、親に隠したい理由はたくさんあるのです。

ですから、自傷を家族に隠したいのは自然なことだと考え、隠すことを責めず、理解を示し、穏やかに接していきましょう。適切な反応を続けているうちに、子どものほうが知らせても大丈夫なのだと思えるようになるかもしれません。

もう1点確認しておきたいのが、周囲の他者に自傷を告白しているか隠しているかどうかです。学校職員や、友人、親類など、誰か自傷について話している相手を持っているでしょうか。「親をさしおいて他人に…」とショックを受ける必要はありません。前述のように親には知られたくないのが自傷なのです。

一般的に、自傷行為について誰かしらに告白をしているほうが援助は容易だと考えられます。人間に対する信頼感を保っていると見ることができるからです。

誰にも打ち明けず自傷を隠す、医師や親に知られた後でも、援助者に自傷の傷跡を見せたがらないなどの場合は、人間に対する不信感が強いと考えるべきでしょう。

また「家族の恥（家族のアルコール問題、虐待など）」を隠すために自傷を隠すこともあります。こうした場合は根底にある問題を改善することなく、自傷だけを治療することは難しいでしょう。

親に隠したい気持ち

- 心配をかけたくない
- 大事にしたくない
- 叱られたくない

周囲に「家族の問題」を知られたくないために、自傷を打ち明けられないこともある

誰かに相談している

- まだ誰かを信頼する気持ちを保っている

子どもが「死にたい」と言う場合は

自傷の有無に関わらず、思春期の子どもが「死にたい」ということは珍しくありません。家族はショックを受けたり、不快な思いをすると思いますが、ここでも落ちついた対応が必要です。

落ちついて、その問題について関心をもっているという態度で話を聞きます。「どんなことがあったの、もし話すことができれば話して」と穏やかに尋ねてみましょう。

基本的に自殺は衝動的に行われます。「死にたい」などとわざわざ話して聞かせるということは、まだ家族からの救済に希望を捨てていないということを意味しています。つまりなにかしらまだ期待を持たれているのです。

「死ぬなんてだめだよ」と止めようとしなくてもよいのです。子どもは「死にたい」と言うことが、親との駆け引きに使えると勘違いしてしまいます。

「本気じゃないよね?」などと確認することも避けるべきです。親としても、確認して安心したい気持ちがあると思いますが、本人が「本気じゃないと思われている」と感じることで、自殺の実行の可能性について検討し始めてしまうことにもなりかねません。

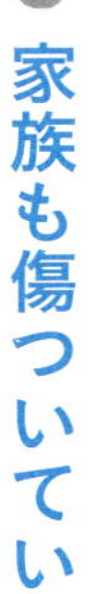

家族への支援

家族も傷ついている

診療のなかで感じるのは、自傷を行っている当の本人はもちろん、家族も深く傷ついているということです。ただでさえ子どものことが心配なのに、それを家族に責任があるかのようにいわれることもあります。本人から、「家族が原因でこうなった！」と責められるケースもあります。

実際に家族に重大な原因がある場合もありますが、そういうケースでは、家族も何も行動を起こそうとしていないことが少なくありません。

私が関わる患者の家族の一定割合には、家族自体が支援を必要としている家庭が含まれています。多忙すぎたり、経済的に困窮していたり、心身の病気や、ＤＶや、アルコール問題などを抱えているケースもあります。子どもと同様に家族も困難感を抱えて生きているのです。

家族が本書のような書籍を手に取ったり、子どものことを心配している場合はむしろ今後の転帰に希望が持てるといえます。

家族だけで悩まないほうがよい

家族に対しても支援者がいたほうがよいでしょう。

本人と家族はどうしても近すぎて、適度な距離感を保つことが難しいので、家族以外にも支援を広げていくことが大切です。とくに初期の段階では専門家による介入が必要です。自傷行為は先入観や誤解の多い病気です。不適切な対応を続けていると、事態はより悪くなってしまいます。

専門家とともに支援を行い、解決法を模索しながら、十分に自傷行為について知識を身につけていくことが大切です。

家族も一緒に治療できる

医療機関に相談しようとしても、患者が受診に協力的でないことは多いものです。しかし本人が来なくても、家族が医療機関で相談をするとそれだけで子どもの状態が良くなることがあります。

家族が他者とつながりを持って、悩みを言えるようになることで、家族の心の問題が整理されてくるのです。

その結果悪循環を断つことができ、子どもへの接し方も変わってきます。

たとえば、子どもの問題を、自分の問題であるかのように大袈裟に受け止める必要がないことに気づいたり、子どもがトラブルを起こしたきっかけがわからなくても、自分にも気分の波があるように子どもにも気分の波があることが理解できたりするようになるのです。すると子どもの行動を目にしても、そのたびに動揺することが減ります。子どもも息苦しさや、罪悪感を持たなくて済むようになる可能性があるのです。

◆家族も支援が必要◆

お子さんの診療時に、ご家族がよかれと思ってしていることでも、状況的に不適切な接し方になってしまっていることがあります。患者と接する家族のほうにも、心の問題や葛藤があり、適切な対応がとれないのです。

親が適切に対応できない場合には、次のような心理が見られます。

①親自身の価値観と自分の価値観・生き方を肯定したい気持ち

②親としての自信のなさ、批判や非難を恐れる気持ち

子どもが心の問題を抱えて苦しんでいるとき、親も同様に苦しんでいます。そのなかで自身の価値観に疑いの目を向けることは決して簡単なことではないでしょう。どうしても子ども本位の考えを受け入れられず、適切な対応が難しいという場合には、子どもの安全を確保しつつも、距離を置くようにすることも一つの選択肢ではないでしょうか。

断たれる悪循環

家族だけで抱え込む

悪循環

より状況が
悪くなる

結果的に
不適切な接し方

家族が相談する

家族の心理状態がよくなる
子どもへの接し方が改善する

子どもの状態がよくなる

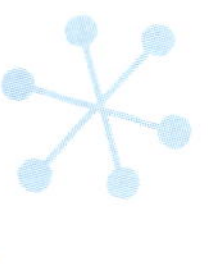

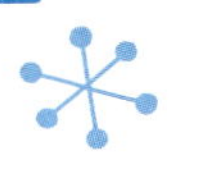

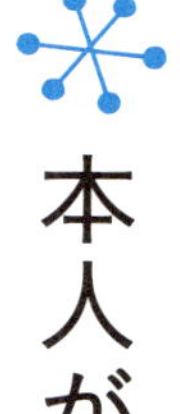

本人ができること

自分を傷つけてしまうことがある方へ

この項は、自傷をしてしまう本人に向けて書いています。自分を傷つけるような行為をするのには、きっと理由があることでしょう。すぐに行動を変えるのは簡単なことではないかもしれません。

ここでは自傷をしないようにするのではなく、しなくて済むようにする方法を一緒に考えてみましょう。難しく考えすぎず、気楽に読んでみてください。「取り入れてもいいかな」と思ったことがもしあれば、それだけを取り入れるのでも大丈夫です。

観察する

自傷行為をしなくて済むようにする、そのためには、まず自傷行為をしたら、そのときの自分についてよく観察してみてください。そしてそのなかで気づいたことを記録してみてください。観察する際、注意してみてほしいポイントと、その様子からわかることを紹介します。

観察のポイント

●自分が傷つける場所はどこか

服で隠れない部位を自傷しているほうがより深刻

●傷の様子

●どのような方法で自傷を行うのか

清潔なカミソリを使ったのか、ボロボロのカミソリを使ったのか、など。自傷創（傷）が汚いほうがより深刻。グロテスクな自傷を行う場合には解離（かいり）も疑われます。

●きっかけの感情・認知

どのような感情があったか。「切れ」などの命令的幻聴があったかどうか（解離との鑑別）。

●衝動を起こしてから実行までの時間

学校で衝動を起こしたのを家までがまんしたか、など。耐え切れず学校や人目のあるところで自傷を行ってしまったとしたら、よりコントロールを失っている状態と考えられます。

●痛みの知覚と記憶

痛みを感じたかどうか、またそのときのことをはっきり覚えているかどうか。

前後の記憶がないことも珍しくありません。

離人症・解離があるかどうかを見極める必要があります。生きるために自傷が必要と思っている人ほど、解離傾向が強いといえます。また解離が高度で痛みを感じない状態の人ほど、自殺念慮を抱いたことがあるという調査もあります。自傷のエスカレートとともに、徐々に痛みに鈍くなり、二次的に解離症状が発展する場合があると推測されます。

●食行動異常の有無

食事を抜いたり、炭水化物を食べないなど制限があった場合はその方法。過食を行った場合は、食べたものと量。嘔吐など排出行動があった場合はその方法も記録します。

●物質を摂取したかどうか

使用しているほうがより危険度が高いといえます。アルコール、抗不安薬、睡眠導入剤が衝動性を増加させることがあります。痛覚も鈍磨し、重傷を負ったり、落命することにもつながりかねません。

●ボディモディフィケーションの有無

ボディモディフィケーションとは、直訳すると「身体改造」のことですが、ここではピアス穴を開けることや、タトゥーを入れることを指しています。

刺青、ピアスが心の痛みを緩和するための対処行動として行われた可能性はないでしょうか。施術時に不潔な針を用いていないか、自分でピアス穴を開けたりしていないでしょうか。

ボディモディフィケーションは解離との関連も指摘されています。ボディモディフィケーションが顕著な自傷患者は、自殺念慮や、解離による多様な自傷を行う傾向がみられます。

●自傷後の気分・感情の変化

自傷によって落ちつくか。求める効果は得られているか。焦燥(しょうそう)、興奮を呈していないかなど。

●どんなときに衝動が強くなるか

直前のできごと、していたこと、一緒にいた人、抱いた感情など。

●どうすれば行為から抜け出せるか

衝動があったのに実行しなかった場合、中断した場合、実行前に衝動が消えた場合、どんなことがあったか思い出せれば書いておきましょう。次項で説明する「アンカー」という行動を見つけるヒントになります。

自傷日誌をつける

自傷日誌を作って、観察したことを記録してみましょう。しばらく記録を続けていると、どんなきっかけでどんな自傷を行ったかがわかるようになります。このきっかけのことを「トリガー」といいます。自傷をコントロールするためには、このトリガーを見極めることが重要なのです。

形式は自由ですが、参考例として私が診療で使用している「行動記録表」を紹介します（次ページ）。

1週間の毎日が三つのカラム（縦列）から構成されていています。それぞれ、なにをしていたか、誰と一緒にいたか、自分を大事にしない行動の記録を記入します。自分を傷つけてしまう行動、大事にしない行動については、あらかじめ決めておいた印を書き込み、また自傷していなくても自傷したい気持ちに襲われたときには別の印をつけます。前項で紹介した観察のポイントを、参考に気づいたことを書いておきましょう。

自傷日誌（行動記録表　例）

行動記録表（ 9 月 17 日～ 9 月 23 日）　　名前（ A山 B子 ）

時間	日			月			火			水			木			金			土		
	何をしていた？	誰と？	自分を大事にしない行動	何をしていた？	誰と？	自分を大事にしない行動	何をしていた？	誰と？	自分を大事にしない行動	何をしていた？	誰と？	自分を大事にしない行動	何をしていた？	誰と？	自分を大事にしない行動	何をしていた？	誰と？	自分を大事にしない行動	何をしていた？	誰と？	自分を大事にしない行動
5				起床																	
6				勉強	ひとり		起床			起床			起床			起床					
7				食事	家族		食事	家族		食事	家族		食事	家族		食事	家族				
8				登校			登校			登校			登校		○	登校		○			
9				学校			学校			学校			学校			学校					
10	起床																		起床		
11	食事	家族																	食事	家族	
12	テレビ																		ネット	ひとり	
13																			デート	恋人	
14																					
15	読書	ひとり																			
16				下校	友人								下校								
17				カラオケ	友人		部活	部員		デート	恋人		面接	主治医		部活	部員				
18	買い物	友人																			
19	食事	母親・妹		食事	家族		下校	友人					食事	母親・妹		下校	友人		食事	家族	●
20							食事	父親					団らん	家族		食事	父親		電話	恋人	△
21	電話	恋人	△	勉強	ひとり		団らん	家族		帰宅		△	ネット	ひとり		電話	恋人	△	音楽	ひとり	
22	入浴	ひとり	△				勉強	ひとり	△	口論	母親	×	チャット	友人	△	勉強	ひとり	△			
23	くつろぐ	ひとり	□				入浴	ひとり	◎	電話	友人	△	入浴	ひとり		入浴	ひとり	◎	入浴	ひとり	
24			✓(6)	チャット	恋人	△	就寝		○	勉強	ひとり	△	就寝		○	ネット	ひとり		チャット	恋人	△
1	就寝			(記載なし)						チャット	恋人	△							くつろぐ	ひとり	△
2						◎✓(4)				勉強	ひとり	△							(記載なし)		✓(3)?
3				就寝						入浴	ひとり	✓(12)				就寝			就寝		✓(6)
4										就寝											

自分を大事にしない行動：✓自傷（切る、殴る、火傷させる、引っ掻く、突き刺す、治りかけの傷を開くなど）△自傷したくなった　□飲酒　●嘔吐
×人や物に暴力をふるう　◎置換スキルを使って「自分を大事にしない行動」を回避した　○呼吸法の練習　（　）内の数字は、自傷1セットにおける切った回数

本人ができること

トリガーを見つける

この記録を続けていると、自傷行為の前後になにをしていることが多いのか、誰と一緒にいることが多いのか、また時間帯、曜日などがわかってきます。こうしたことからトリガーが特定できるようになります。

もしリストカットで複数の傷を作る場合は、傷の数も記録しておきましょう。むちゃ食いした量や、物質使用の量などもできるだけ細かく記録することをお勧めします。自傷の程度も書いておくことで、トリガーと自傷の関係を比較したとき、より強い影響を及ぼしているトリガーがわかります。そのためには記録は数日分まとめてというより、毎日まめにつけたほうがよいでしょう。

記録をつける際に、時折記憶が飛んでいるところがあることに気づくかもしれません。このことで解離の存在に気づくこともあります。解離もできるだけコントロールする必要があります。主治医に相談しましょう。

トリガー

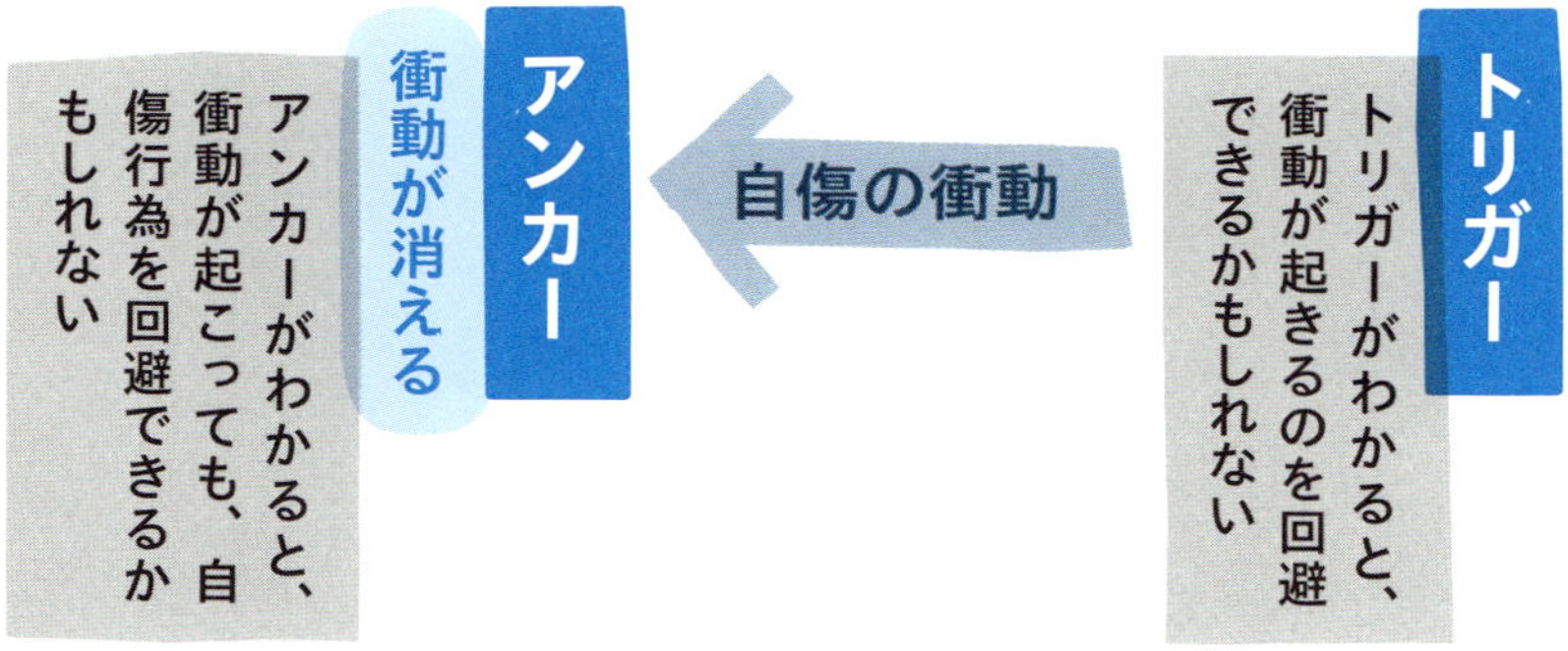

トリガー
トリガーがわかると、衝動が起きるのを回避できるかもしれない

自傷の衝動

アンカー
衝動が消える
アンカーがわかると、衝動が起こっても、自傷行為を回避できるかもしれない

アンカーを見つける

自傷日誌によってトリガーを見つけるのと同時に、自傷をしない時間帯があることも発見できるでしょう。たとえば睡眠中は自傷をしないのではないでしょうか。家族と食事中もしないかもしれません。

そのタイミングをつぶさに見ていくと、そこには自傷をしないで済ませることのできるヒントが見つけられるかもしれません。

そうした効力のあるものを、アンカーと呼びます、アンカーとは停泊中の船が流されないように使う錨(いかり)のことです。アンカーがあれば、感情の波に流されずに、心をつなぎとめておきやすくなります。

たとえば睡眠中は自傷をしないということがわかったら、睡眠がアンカーとなり得るかもしれません。衝動を感じたときに早々と寝て「寝逃げ」してしまえば、自傷をしないで済ませられるかもしれません。絵を描いたり、料理をしているとき、ゲームをしているとき、マンガや本を読んでいるとき…、アンカーとなり得るのはどんなときでしょう。アンカーを見つけておくことは、自傷行為のコントロールに非常に役立ちます。

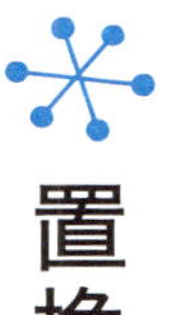

置換スキルを身につける

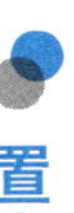

置換スキルとは

ここで置換スキルというものを提案します。

置換スキルとは、感情の波から一時的に意識をそらし、その強烈な感情を多少なりとも減弱して、よりコントロールしやすくするための技術です。自傷のトリガーにあったとき、代わりの行為で自傷行為を開始するまでの時間を長くしたり、ほかの解決法を見つけたりするための方法です。

置換スキルには刺激的置換スキルと鎮静的置換スキルがあります。

衝動をほかの行為で置き換える

衝動

湧き上がる感情の波

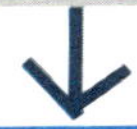

置換スキル

置き換えることによって、
感情の波から意識をそらすことができる

刺激的置換スキル

刺激的置換スキルは、自傷で得られる「身体の痛み」をより安全な知覚刺激に置き換えるものです。刺激的置換スキルには次のようなものがあります。

思考ストップ法：トリガーに遭遇し、自傷の衝動の気配を感じたら、心の中で「ストップ」と叫び、気持ちを切りかえます。

スナッピング：手首に輪ゴムをはめ、その輪ゴムで手首をパチンと弾きます。

香水を嗅ぐ：刺激の強い香水の匂いを嗅ぎます。

紙や薄い雑誌を破る：不要な紙、薄い雑誌、パンフレットなどを思い切り破ります。

氷を握りしめる：氷を強く握りしめます。冷たさの知覚は痛覚と区別がつかないほどです。出血もなく痛み刺激を利用することができます。

腕を赤く塗りつぶす：紙に腕の絵を描いてそれを赤く塗ったり、直接自分の腕を赤いペンで塗ります。「血を見るとホッとする」という人には有効なことがあります。

大声で叫ぶ：海岸や野原で思い切り叫びます。安心できる家族や友人とカラオケボックスに行き大声で歌います（ただし飲酒をしてはいけません）。

筋トレ：腹筋や腕立て伏せ、スクワットなどの筋力トレーニングを行います。

このような安全で手軽に行える知覚刺激の方法がよいでしょう。このスキルで気持ちをそらした後にはアンカーとなるような場所に行ったり、行動をとるようにしましょう。

刺激的スキルのメリットは、練習不要ですぐに取り組むことができるという点です。しかしデメリットもあります。この行為自体が自傷行為と似ているのです。くり返すうちにいずれ耐性ができてしまい、エスカレートする可能性があります。また、自傷を誘発する可能性も否定できません。

ですから長期的にみれば、次に説明する鎮静的置換スキルのほうが優れているといえるでしょう。

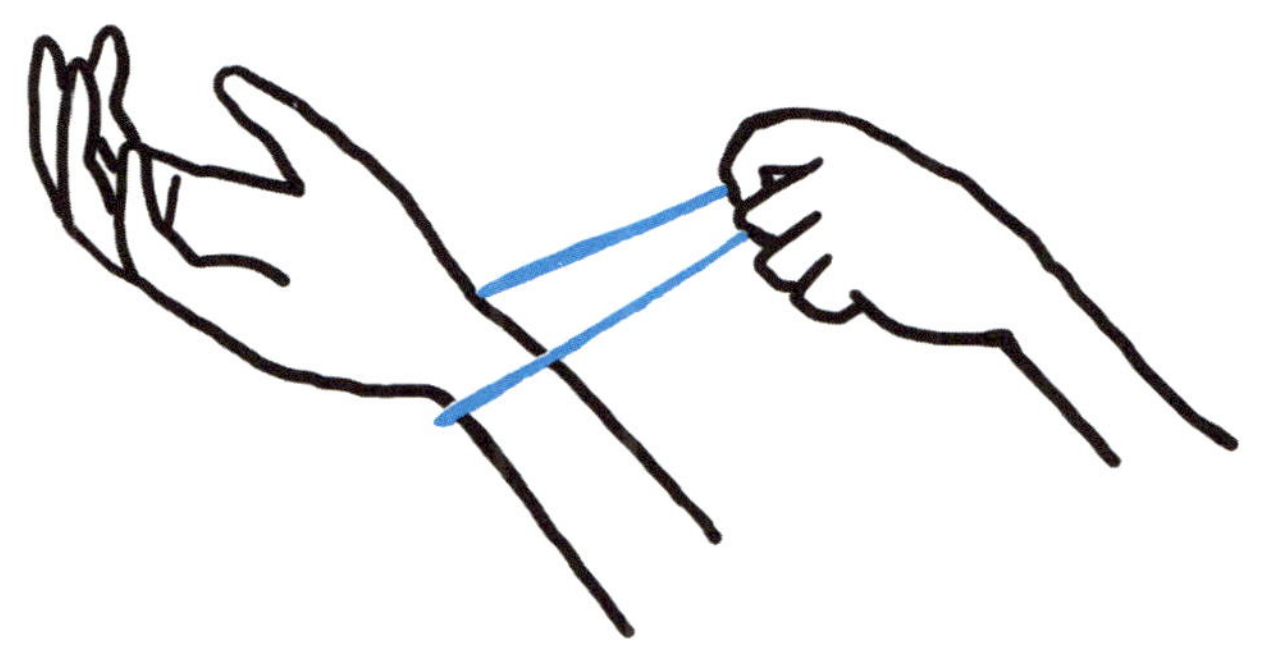
スナッピング

鎮静的置換スキル

知覚刺激で意識をそらす刺激的置換スキルに対して、鎮静的置換スキルは焦燥や緊張、怒りといった感情の昂(たか)ぶりそのものを落ちつかせ、鎮めるための置換スキルです。

具体的な方法の一つとして、ここではマインドフルネス呼吸法を紹介します。

マインドフルネスは「過去や未来へのとらわれを忘れて、自分が『いま、ここに』存在していることに集中している状態（マインドフルネス）」を得ることを目標とした思考法で、最近ではメディアでとりあげられることも多く、ご存知の方もいるでしょう。

マインドフルネス呼吸法にはさまざまな種類がありますが、ここでは取り入れやすい深呼吸を用いた置換スキルを紹介します。

マインドフルネス呼吸法

感情の昂ぶりを
落ちつかせ、
鎮める

深呼吸を用いた気持ちをそらす方法の例

以下の①→②→③を連続して行うのが効果的です。その際、必ず静かな一人きりになれる場所で行います。可能であれば目を閉じて行いましょう。目を閉じるのが怖い場合は目を開けて行ってもよいでしょう。

①筋トレをしながら深呼吸をする

腹筋運動やスクワットなどの筋肉を使う運動をとてもゆっくりと、深呼吸をしながら10～15分ほど行います。

②深呼吸をしながら瞑想する

少し気持ちが落ちついてきたら、深呼吸に意識を集中させます。

まずは鼻からゆっくりと息を吸います。十分に吸い込んだら、今度は口から息を吐きます。

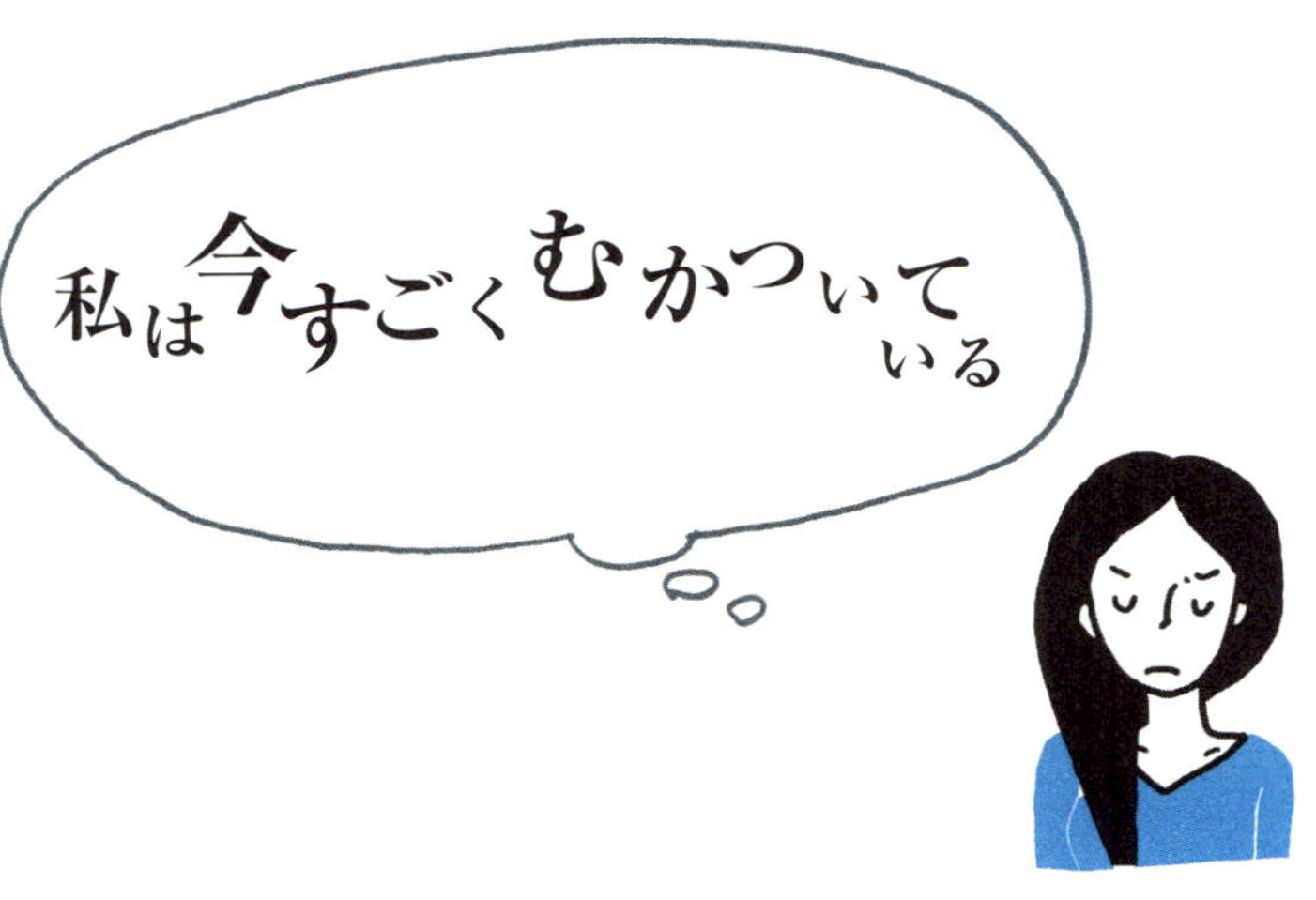

息を吐くときには吸うときよりもゆっくりと（吸うときの3倍長い時間をかける気持ちで）行います。

その際、自分が今感じている気持ちを頭の中で主語がある文章の活字のイメージで思い浮かべてみましょう。

「私は今すごくむかついている」

「私は今、とてもイライラしている」

といった文章が文字になったイメージを思い浮かべるのです。

しっかりと思い浮かべたら、今度はそれを『　』の中に入れるところをイメージしてみましょう。

「『私は今すごくむかついている』」

「『私は今、とてもイライラしている』」

その『　』に入れられた言葉を、頭の中で眺めながら深呼吸をします。ゆっくりと15分以上かけてくり返してください。

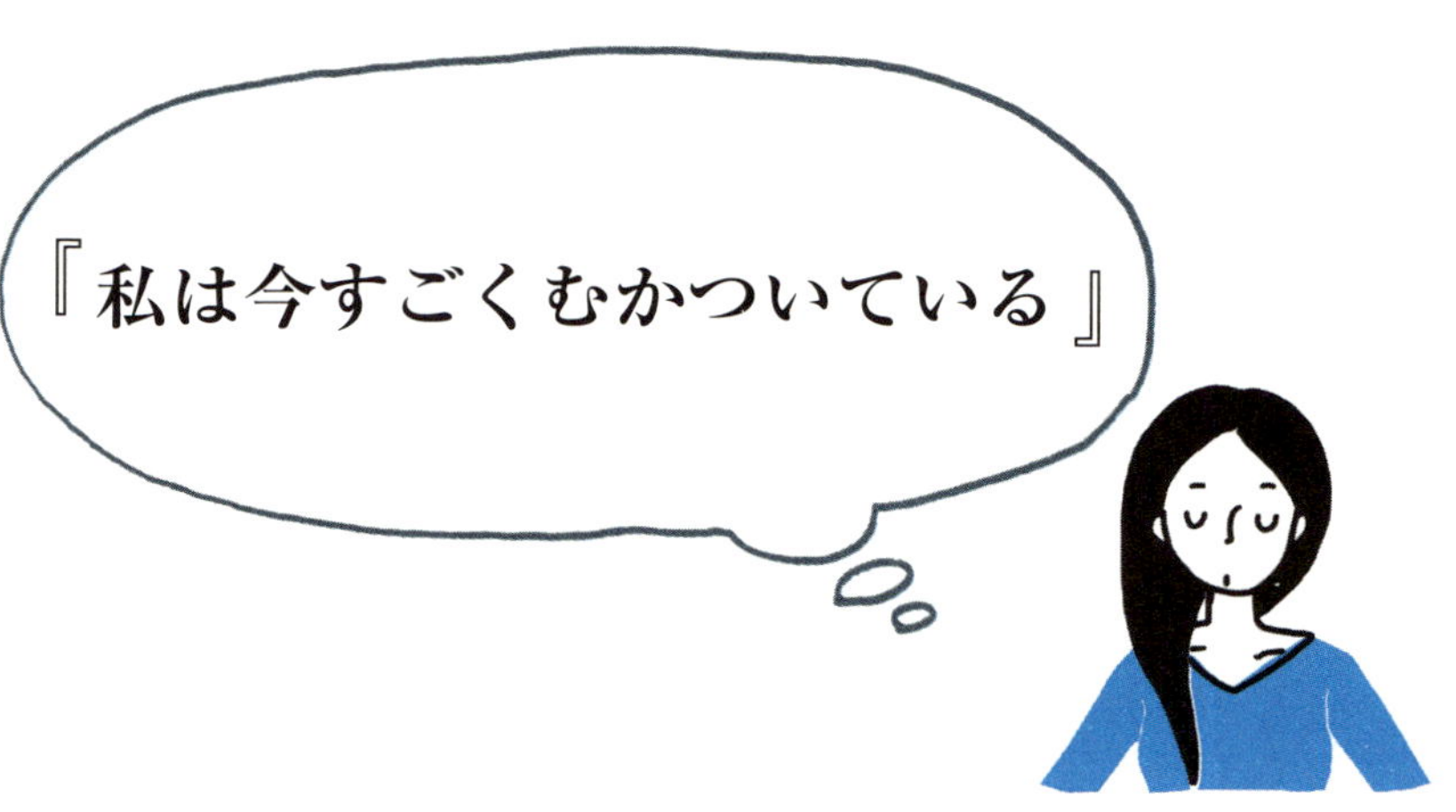

③気持ちを文章にしてノートに書く、絵を描く、楽器を演奏する、音楽を聴く

深呼吸である程度気持ちが落ちついたら、自分の気持ちを文章にして書いてみましょう。できるだけていねいな字で、きちんとした文章を作ってみましょう。殴り書きや、乱暴な言い方になってしまいそうなときは、また深呼吸を行います。

ほかにも絵を描いたり、楽器を演奏したり、料理をしてみてもよいです。音楽を聴いてもよいのですが、その場合はゆっくりした静かな曲のほうがよいでしょう。

ペットをかわいがったり、アロマを焚(た)いたり、丁寧にドリップ珈琲を入れて飲むという方法でもよいでしょう。書店や珈琲ショップなど、自分にとってトリガーとはならない、周囲の目がある場所に出かけてもよいでしょう。

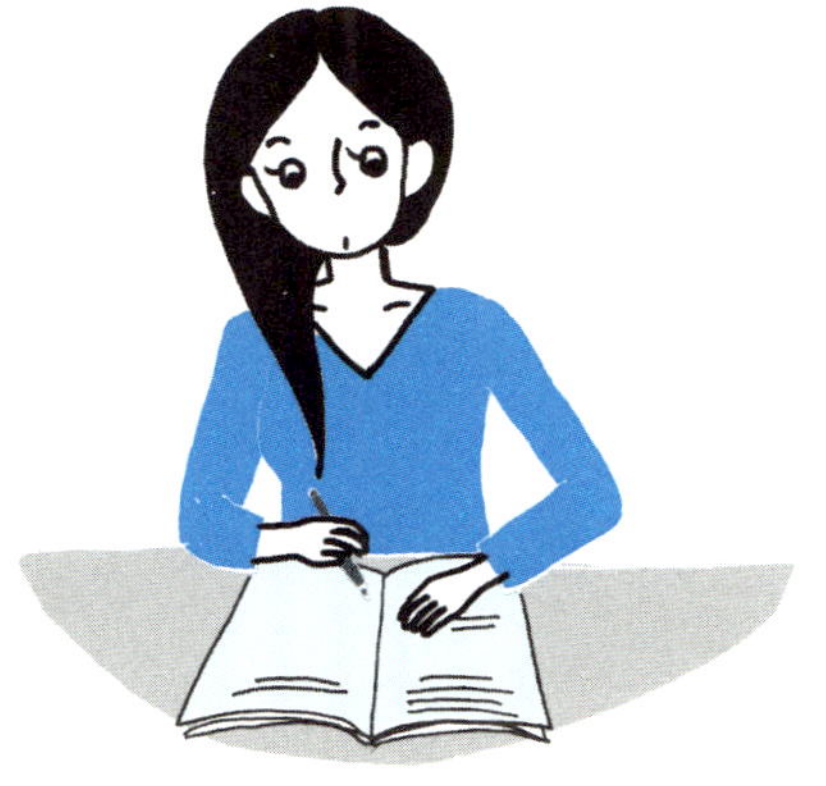

置換スキルのコツ

鎮静的置換スキルは、すぐに実行するのは難しいかもしれません。実行しやすい刺激的置換スキルで対処しながら、鎮静的置換スキルの練習をしましょう。鎮静的置換スキルは練習が必要です。練習するときは気持ちが穏やかなときに行ったほうがよいでしょう。通勤や通学の電車の中で、あるいは夜寝る前などに5～10分ほど練習してみましょう。夜ぐっすり寝られるようになったという声も聞かれます。一度身につけると、その後何度くり返しても効果が落ちません。

また、置換スキルをいくつか紹介しましたが、どれか一つではなく、いくつかを組み合わせて取り入れるとよいでしょう。

自傷日誌から置換スキルのヒントが得られることがあります。つらい思いをしたのに、自傷行為をしてしまった日と、しないで済んだ日があったとしたら、そこにヒントがあります。その日はなぜ自傷行為をしないで済んだのでしょう。たまたま自傷のための適度な道具が近くになかったからかもしれませんし、そのほかにも料理をしていたら気がまぎれた、犬の散歩に行ったらそのまま忘れてしまった、など他の行為で気がまぎれたのかもしれません。

もしそのような行動が見つかったら、置換スキルのうちの一つとして取り入れられるかもしれません。

セーフティボックスのすすめ

置換スキルを実行しやすくするために、セーフティボックスを作ることをお勧めします。手ごろな大きさの箱を一つ用意し、そのなかに思い出の品を入れます。大切な人や信頼している人からの手紙やメモ、メールをプリントしたもの、写真など思い出の品でもよいでしょう。それから置換スキルに役立つもの、輪ゴムや赤いペンなどを入れておきます。

もし、トリガーにあってしまったら、その箱を開ければ、あちこち探し回ることなく必要なものを取り出すことができますし、自分が人生において常に孤独だったわけではないことも思い出せます。外出するときもその箱の中から必要なものを少し取り出して携行し、帰宅したらその箱の中に戻せばよいのです

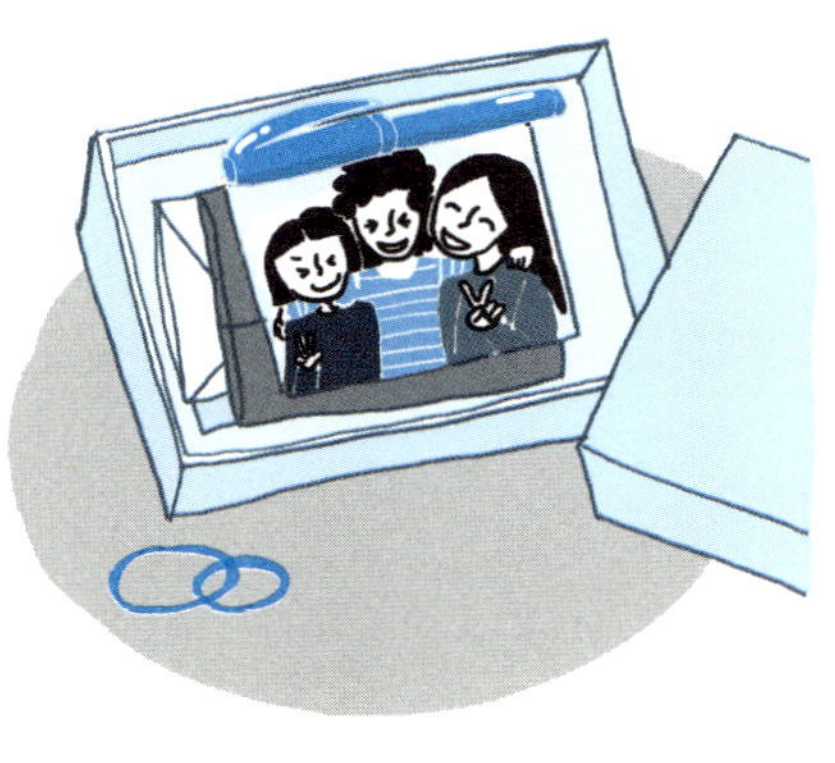

支援を求める

信頼できるサポーター

置換スキルとしてなによりも効果的なのは、人に話すことです。ただし相手が誰でもよいというわけにはいかず、本人にとって信頼できる人であることが条件となります。

信頼できる人とは、告白したときに叱ったり、怒ったり、悲しげな顔をしたりせず、不機嫌にもならない人です。本人が告白したときに、正直に告白したことを誉めてくれるような人がよいでしょう。

できれば本人のトリガーを理解し、具体的な置換スキルの実行を提案し、励ましてくれる人であれば最強のサポーターです。

太いつながりより、細いつながりをいくつも持つ

そうしたサポーターは複数いるとなおよいでしょう。一人に頼りすぎると、相手を疲弊（ひへい）させてしまい、結果的に長続きしなくなるかもしれません。相手には相手の人生がありま す。相手も忙しいときや、不在のときがあります。また一人の人への依存が強くなると、しだいに関係性が悪くなる可能性もあります。

置換スキルと同様に、いろいろな相手に分散させて支援してもらうとよいでしょう。またこうしたサポーターとは別に、専門家にも相談していると、サポーターたちもより安心して本人と関わることができます。

自助グループ

摂食障害、物質依存など、同じ問題を抱えている当事者同士で話し合うという方法もあります。専門家などの関与はなしにあくまでも当事者だけで組織されていて、ミーティングを開催しています。基本的に参加費は無料で、本名を名乗る必要もありません。お互いに体験や雑感を語り合います。批判も説教もありません。「言いっぱなし、聞きっぱなし」がルールです。

参加者は、そこで同じ経験を持つ仲間と会うことができ、また「自分はここにいてよいのだ」という感覚を味わうことができるでしょう。

この自助グループにも注意点があります。次ページでいくつかの団体を紹介していますが、そのなかに「直接的な自傷行為」の自助グループはありません。リストカットなどの「直接的な自傷」をテーマにした自助グループは、治療的な雰囲気になりにくいという特徴があります。直接的な自傷行為の体験者が集まると、しばしば競って自傷行為に走ってしまう事態になる危険性があります。

ただ、「自傷の原因となるつらい感情」をテーマとして、感情へのとらわれからの回復を目指す自助グループは存在します。自傷行為からの回復に、このグループの存在が役立つ可能性もあります。

自助グループ一覧

摂食障害自助グループ

摂食障害の自助・ピアサポートグループＮＡＢＡ（http://naba1987.web.fc2.com/）

ＯＡ　オーバーイーターズ・アノニマス（http://oajapan.capoo.jp/）

依存症自助グループ

アルコホーリクス・アノニマス（http://aajapan.org/）

ナルコティクス　アノニマス（http://najapan.org/）

つらい感情にとらわれる状態からの回復をめざす自助グループ

イモーションズ・アノニマス（http://emotionsanonymous-jp.org/）

不特定対数に話すのはお勧めしない

自助グループ以外の場所で、自傷したい衝動や体験について話すことはあまり治療に役立たないのではないかと思います。

たとえばＳＮＳでしかつながりのない相手に自傷について告白したとしても、置換スキルとしての効果は望めないでしょう。誰かのコメントがついたとしても、いつもそのようなコメントがもらえるとは限りませんし、書いている相手も実際にはどんな人だかわかりません。同じことをしていても、急に心無い侮辱や中傷を浴びる危険性もあります。

個人情報が流出しやすいリスクも、後々トラブルとして悩みを増やすことになるかもしれません。服や持ち物、何気ない行動の報告から偶然個人が特定されてしまうこともあります。本人が気づかないうちに、学校や職場の知り合いが見ているかもしれません。

また、ＳＮＳの世界に、自傷したい衝動と闘っている人がいることも想像してみてください。もしかしたら、つらい気持ちでふと見た画面に表示された、ほかの誰かの衝動や、自傷体験をみて、それがきっかけで自傷に及んでしまう可能性もあります。そうしたリスクがあることを考えると、他の誰かのためにも、自傷を不特定多数の人に向けて発信することには慎重になるべきだということがわかります。

ネットよりリアル

ＳＮＳについての注意点を述べましたが、発信する情報にさえ気をつければ、たとえネットでもまったくつながりがないよりはよいといえます。しかし、できるだけ素性がわかるリアルなつながりを持つほうがよいでしょう。

反応が見え、素性がわかる相手なら、コミュニケーションするたびに、リアルな体験を積んでいくことになるわけです。相手が不機嫌になったり、面白くないことを言ったりしたとしても、その体験をした分だけ、自分がスキルアップし強くなっていきます。

嫌になって距離を置くようになったとしても、嫌なことへの対処法を一つ知っていると考えられますし、スキルを発揮したことになるのです。もちろんコミュニケーションがうまくいけば、それはその先を生きていくための自信になるでしょう。ですからバーチャルより、リアルでのつながりをもつことをおすすめするのです。

その場合でも、細いつながりを複数持つほうがよいでしょう。

親や兄弟は近すぎて支援が難しいことを知る

家族は身近な存在ですが、身近すぎて感情的になりがちです。家族は、自傷の話を聞いているうちに、たとえ話すほうにその意図がなかったとしても自分が責められているように感じてしまいつらいのです。そのために話を遮ったり、「事実はそうではない」「つらかったのはお前だけではない」などと否定してくる可能性があります。それは、そう言わなければならないような心理状態に追い詰められているからであって、必ずしも将来に渡って分かり合える期待が持てないことを意味しませんが、今はその余裕がないのです。

ですから、親、兄弟など身近すぎる相手に、信頼できるサポーターとしての役割を求めることには限界があると知っておくとよいでしょう。

反対に「うちは昔、ゴミ屋敷だったね」「酒癖の悪い人が多いね」など、他人には言いづらい、家族ならではの話題もあるでしょうから、自分の生い立ちをよく知る話し相手のうちの一人として接するくらいでよいでしょう。

恋人との関係を見直す

恋人との関係性にもよりますが、恋人もサポーターとしての役割を担うのは難しい場合もあります。細いつながりをいくつも持つべきだという法則からすると、恋人は特別すぎます。

たとえ恋人がものすごく理解を示し、誠実で献身的で、残りの人生を本人の回復のために捧げようと本気で思っていたとしても、自傷をする人にとっては「しがみつきの関係性」を生じさせることになってしまい、自傷に頼らない生き方を獲得していくうえではマイナスになってしまいます。

しがみつきの関係性とは、たった一人の存在に強く依存し、頼りきりになることです。一見心強そうですが、恋人に頼りきっていると、他の人との交流は必要ないと思いがちです。その人以外に誰もいない、孤立した環境を生み出してしまいます。しだいに見捨てられる恐怖に怯え、さらにしがみつくことになります。

そうした状況では見捨てられる恐怖から、恋人に逆らうことができなくなり、支配される関係性に陥る可能性があります。また見捨てられる恐怖から、恋人の気持ちを試そうと、わざと怒らせるようなことをしたり、裏切ってみせたりする行動に走る人がいます。

恋人がいたとしても、そのほかに同性の友人を複数持っているほうが、結果的に恋人との関係性も健全に持続しやすくなるといえます。

友人づき合いが得意ではないという人は、年賀状だけでもよいので、つながりを保つようにしましょう。そのくらいの薄い関係性であっても、なんにもないよりはよいのです。

生活について

生活習慣を見直す

ここでは自傷から遠ざかるための生活習慣についてお話しします。一言でいえば、適切な睡眠、食事、運動、といったいわゆる健康的な生活です。そのなかでもポイントとなる事項についてご説明します。

睡眠について

早く就寝し、早く起床する朝型の睡眠体系に調整していきましょう。仕事からの帰宅が深夜になりがちという人も、仕事をなるべく早く切り上げて23時ごろまでに寝るようにしましょう。

過去によくないことが深夜に起きがちだったなどの経験から、深夜の時間帯になると不安が募って寝られないという人は意外と多いものです。寝入るときの意識状態がつらいフラッシュバックを呼びやすいので、部屋は明るくしておいてもよいでしょう。

深夜は感情の揺れ幅が大きくなりやすい時間帯です。夜更かしを避けることで、自傷のリスクを下げることができます。

食事について

摂食障害と診断されるほどでなくても、自傷を行う人のなかには体重の変化から気分への影響を受けやすい人が少なくありません。拒食状態、過食状態によらず、食行動を安定させることは気分の安定にも役立つでしょう。

そのためには次の3点を遵守しましょう。

- **3度の食事をきちんととる。**
- **それ以外の過食はしたいだけしてよい。**
- **嘔吐や下剤乱用はしない。**

そんなことをしたら太ってしまう！と思うかもしれませんが、やってみると意外と体重が増えないことに気がつくでしょう。食事制限中の飢餓状態モードから解放されると、栄養の吸収率は安定し、過食をしても栄養はそれほど吸収できません。

嘔吐をしなくなることで、胃に入れられる食べ物の量も減ります。また嘔吐による血糖値の乱高下がなくなると、それが原因で引き起こされていた過食がなくなります。つまり嘔吐をやめることで、過食のリスクも減ってくるのです。下剤の乱用も同様です。不適切な排出行為が止むと、食行動をよりコントロールしやすくなります。

食事を適正化するときに、「主食を減らそう」「量を抑えよう」などの食行動コントロールの意思が働くと、かえって過食が起こりやすくなるので注意が必要です。活動量と年齢・性別に応じた一人分の食事量を自然にとるようにしましょう。

この3ヵ条を守っていると、過食量は減り、体重も安定します。それは理想とする体重とはかけ離れているかもしれませんが、食行動のコントロールを失い、拒食とリバウンドをくり返していた状態よりははるかによい状態となるでしょう。

運動について

適度な運動は、気分によい影響を与えますし、自傷したい気持ちから気をそらすための置換スキルとして役立ちます。気分を安定させるためにも積極的に運動し、活動量を上げるようにしましょう。

運動といっても、他の人と競ったり、ペースを合わせなければならないような運動は心への負担が大きいかもしれません。相手に気を遣ったりして、運動が楽しいものではなくなってしまってはよくありません。ランニングやウォーキング、テニスの壁打ち、バッティングセンターなど一人で行えるものがよいでしょう。スポーツクラブやプールなどもおすすめです。

また、格闘技などで興奮すると、自傷の衝動を高めてしまうことがあります。あまり興奮しないで行えるような運動がよいでしょう。

とくにお勧めしたいのはヨガです。ヨガの呼吸法を身につけると、鎮静的置換スキルとしても役立てることができます。

運動をするといっても、それを真面目に考えすぎて、「この運動をこれだけ行わなくては！」と考えてしまう人がいますが、気楽に楽しめるくらいがよいのです。「しすぎ」はよくありません。せいぜい週に2〜3日程度に留めましょう。へとへとに疲れて何もできなくなったり、自分にノルマを課して、追い込むほどやりすぎてしまったりしないように気をつけます。

また運動をダイエットの手段にしてはいけません。「運動でやせよう」「太りすぎたから走ろう」などと考え始めると、運動をきっかけに体重への執着が悪化してしまうことがあります。それが高じると、食事制限にもつながりかねません。

あくまでも、からだへの負担は軽く、そして気分よくからだを動かし、血流を促したり、気分転換のために運動を行いましょう。

カフェインについて

日常的にコーヒーや栄養ドリンクなどのカフェイン飲料を飲む人は少なくないでしょう。

近年、カフェインの過量摂取による救急搬送が増えています。またなかには死亡例もあります。

カフェインはコーヒーや紅茶など身近な飲料にも含まれています。最近では各種のエナジードリンクが人気となっています。錠剤タイプもあります。市販薬に含まれていることもあります。身近なカフェインですが、不安感やパニック症状、心臓や消化器への影響といったリスクは意外と知られていません。

カフェインは、脳内の神経細胞の興奮をロックしているシステムに作用し、そのロックを開錠するという方法で間接的に興奮を促します。ですからカフェインを摂ると、眠気が覚めたり活力が沸いてきたと感じたりするのです。もうひと頑張りできそうな気がしますが、実はそうした作用で強制的に疲労を忘れさせているだけですので、作用が薄まればどっと反動が来ます。その意味で、カフェインの効果とは、「元気の前借り」なのです。

そしてカフェインには依存性があります。カフェインによる興奮の後には、反動として疲労感や気分の落ち込みが生じます。それにより、さらにカフェイン効果を渇望するようになります。ほかの依存物質と同じように、耐性ができるなどして摂取量は増えていきます。拒食などのケースでは、食欲を抑制するためにカフェインを大量に摂取する人もいますが、それによってイライラしやすくなったり、感情が不安定になったりする人もいます。

個人差がありますのでこの量なら絶対安全とはいえませんが、一般にカフェインの摂取量は1日あたり400～500mgにとどめるべきといわれています（コーヒー150mLあたり約50～60mg）が、これよりずっと少ない量で健康への影響が出る場合もあります。依存しやすい人はもっと少ない量、コーヒーなら1日1～2杯に抑えるべきでしょう。

カフェインにはリスクがあることも知り、つき合い方を考えることも大切です。

アルコールについて

身近にあり、依存しやすい物質としては、アルコールにも注意が必要です。とくにつらい気分を紛らわすための飲酒は避けたほうがよいでしょう。気持ちが紛れるどころか、持て余してしまうことがあります。アルコールは衝動性や攻撃性を増加させ、判断力を鈍らせますので、自傷行為につながりかねません。痛覚が鈍り、血行は促進されているので大けがとなりがちです。

もちろんアルコールの依存性が高いことにも注意が必要です。とくに自傷を行ったり、トラウマを抱えているようなケースは、不安感、恐怖感がアルコールの作用で一時的にやわらぐ感覚が得られるため、依存リスクがより高い状態です。

自傷行為がある間、飲酒は避けたほうがよいでしょう。

再発に備えて

再発はさせないよりも、しても動揺しないこと

たとえば、カウンセリングなどの定期的なセッションが無事に終わって、問題を起こすことはなくなったとしても、あなたを苦しめていたもともとの問題が消えているわけではありません。また数ヵ月で抜群のスキルが身につくわけでもありません。すぐに治療の効果があらわれたり、効果がずっと消えずに続くとは考えないほうがよいでしょう。

人は成長しますし、問題を解決しようとするあらゆる努力は無駄ではありません。しかし、再発はしやすいものだと自覚しておくほうがよいでしょう。自傷行為の治療では、後戻りしたり、行き詰ったりということを経験しながら、だんだん回復に向かっていくのが普通です。大切なのは再発しても、自暴自棄になったり、治療を諦めてしまったりしないことです。

「再発させないぞ！」と意気込むよりも、むしろ再発しても動揺しない、支援者との関わりを絶たない、よい面ばかりを見せようとしないということを心に留めておくほうが、現実では役に立つでしょう。結果的に再発しなかったら素直に自分を誉めればよいのです。

衝動があったときの対処を確認

実際に行動を起こすかどうかはともかく、ふと衝動に駆られるということもあります。たとえ実行してしまったとしても、あるいは踏みとどまったとしても、衝動があったときはまず「自分はなにかつらいんだな」と自覚することが大切です。

行動をやめなくてはいけない、とは考えなくてよいのです。つらさを認め、観察し、記録しましょう。

- 「なにかつらいことがあるんだな」と自覚する
- 置換スキルを試す
- セーフティボックスを開けてみる
- 深呼吸を行う
- 信頼できる人に話す
- 自傷日誌に衝動があったことを記入する

コントロールを取り戻そう

いろいろな策を講じても、結局自傷をしてしまうこともあります。あらかじめ、そういうこともある、と考えておくほうがよいでしょう。自傷を行ってしまったときは、次のことも思い出してみてください。

自分を傷つけてしまったら…

自分を責めない

- 失敗しても自分を責めない
- すぐに自傷をしないで、なんとかしようとした自分を認める
- 置換スキルなんて無駄だと思わない

自分を大切にする

- ていねいに傷の手当をする
- 後片付けをする
- ゆっくり休む

そもそも誰も悪くない

- 作ったルールはいつでも変更してよいもの
- アドバイスは都合のよいところだけもらえばよい

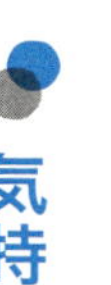

PIUSのコミュニケーション

気持ちを伝える

ここで紹介する「PIUS」のコミュニケーションは、相手との衝突を避けつつ、自分の意向を受け入れてもらうための一種の「交渉術」です。次の言葉の頭文字をとってPIUSと呼んでいます。

相手との関係性の均衡を保つために意識して取り入れると役立つかもしれません。

Positive（ポジティブ）：相手に対して、問題点の指摘からではなく、相手のよいところ、好ましいところを述べるところから話を切り出す。

"I" message（アイメッセージ）：「私」という一人称を主語にした文章で気持ちを伝える。「あなた」を主語にした対決的、批判的、指示的なニュアンスを持つ文章は用いない。

Understanding（アンダースタンディング）：相手が置かれた立場に理解を示す。

Share（シェア）：あえて問題の責任の一端を背負う態度を見せる。

PIUSのコミュニケーションを使用した例

子から親へ

「いつも私を気に掛けてくれて感謝しているよ(Positive)。でも私は自傷がやめられないことがとてもつらい(〝I〟message)。きっと心配でイライラしているね(Understanding)。私の気持ちをわかってもらうために、私はなにをしたらいいでしょうね(Share)。」

親から子へ

「この問題について一緒に考えてくれて嬉しいよ(Positive)。私はあなたの将来を心配しているの(〝I〟message)。そんなことを言われてもつらいでしょうね(Understanding)。あなたの気持ちを楽にするために協力させてほしいの(Share)。」

コラム

◆注意したいボディモディフィケーション◆

129ページでも少しお話ししましたが、ピアス、タトゥーなどのボディモディフィケーションは自傷と関わりがある場合があります。今日ではどちらもファッションとして身近な存在ですから、一概にいうことは難しいのですが、自傷行為をする人には、ボディモディフィケーションを行う人もまた多いのです。単純に「ファッションのため」という人もいるでしょうが、なかには「痛み」を求め、自傷行為の一つとしてボディモディフィケーションを行っている人もいます。本人も明確には区別していませんが、よくよく聞くと「実は〝痛み〟が必要だった」と話す患者さんもいます。

たとえばピアスであれば、ピアス穴の数が増える、痛みを感じやすい耳介（耳上部の軟骨がある部分）などに開ける、鼻やへそ、舌などに穴を開ける、自分でピアス穴を開けるなど、行為がエスカレートしたり、より安全でない方法を選択する場合には自傷とのつながりを疑います。タトゥーに関しても同様です。広範囲であったり、処置が雑であったり、動機が「気合を入れるため」などである場合は注意が必要です。

やめるようにとまでは言いませんが、自傷行為が見られる場合には、こうしたボディモディフィケーションもしばらくお休みにすることをお勧めします。

第5章

回復への道のり

自傷行為は、回復しているかどうかがわかりにくいものです。通常は、良い状態と良くない状態をくり返しながら、徐々に回復していきます。この章では、自傷行為を経験した人のその後の経過や、回復への道のりをご紹介します。

回復へのロードマップ

回復までにたどる道筋

自傷をくり返す状態
自己嫌悪
理解されない

↓

自傷の悪循環を断ち切る

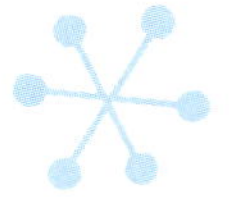

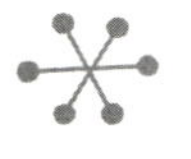

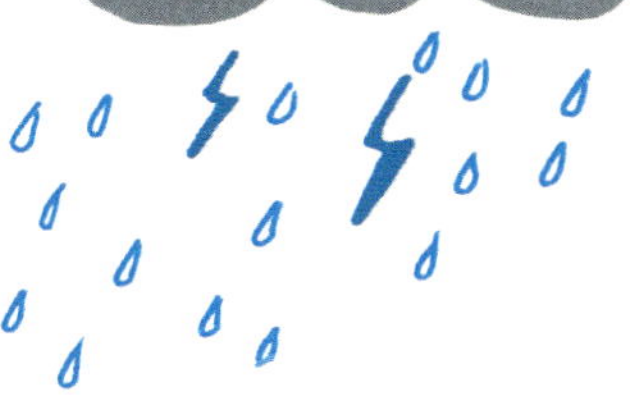

置換スキルを身につける
関係性の改善
支援を求める

再発に備える
再発してもいつでもまたやり直せる
再び相談できることを忘れない

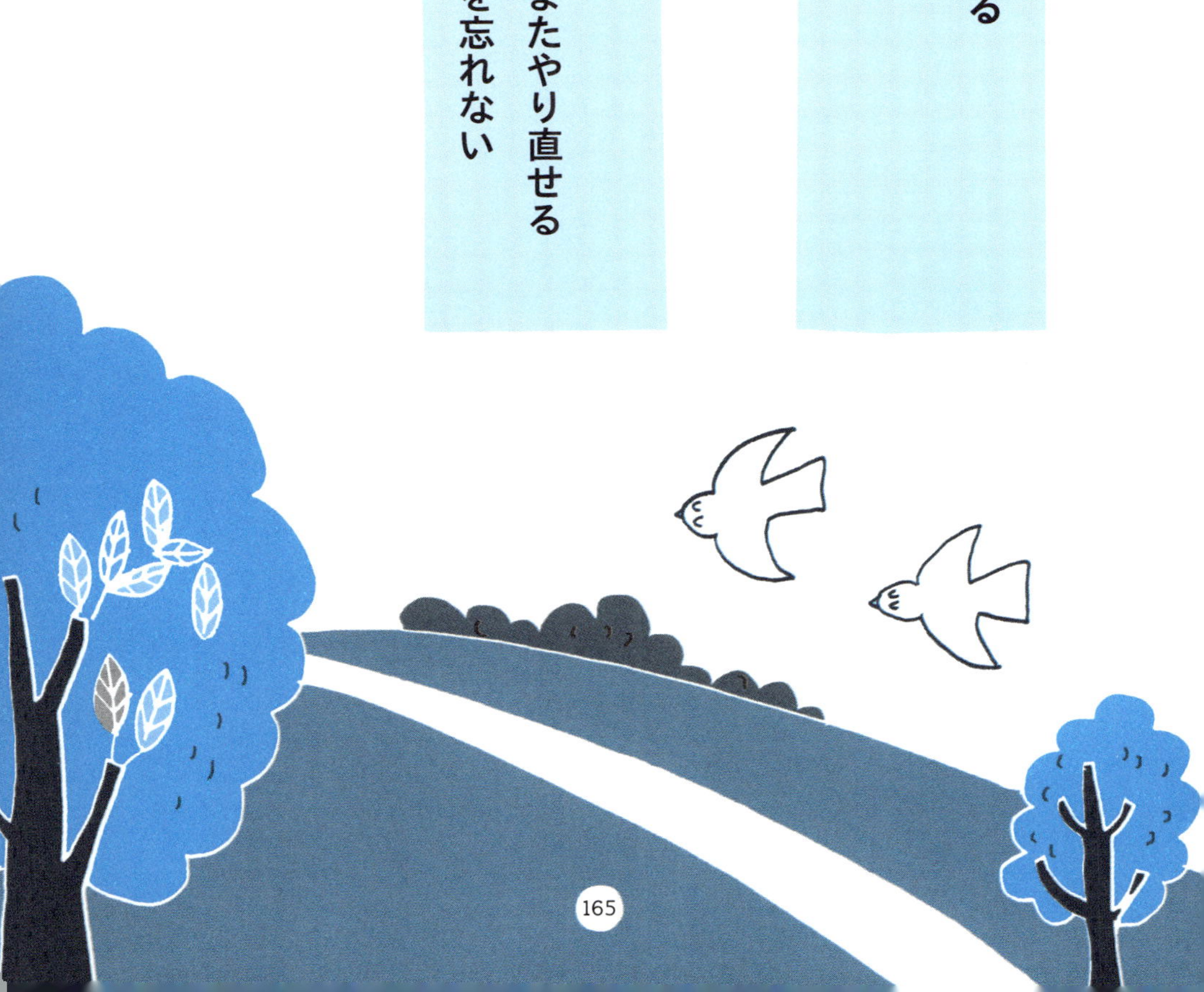

自傷からの回復

平凡でとりえのない自分を認められなかった患者同士の交流で価値観は一つでないことに気づく

おとなしく穏やかな性格のDさんが、最初に自傷を行ったのは中学2年のときでした。ネットで知った情報から興味本位に手首を傷つけてみただけだと言います。傷も軽く、誰にも気づかれることなく数日で目立たなくなりました。Dさんは自分にも大胆なことができた、と思いました。

優等生でも不良でもなく、いわゆる普通の子だったDさんは、大きな問題を起こしたこともありませんし、家庭環境も悪くありません。

しかし漠然とした行き詰まり感はありました。周りの友人と比べて自分が平凡でとりえがないように思えるのです。自分は存在感がなく、誰からも注目されません。友達といても、グループの中で格下の扱いを受けていると感じていました。

高校へ進学しても、そうした自己評価は変わりませんでした。Dさんは、ふと一人で暇になったときにもカッターを手にし、腕に当てている自分に気づきます。よく見ると手首にはいつつけたかわからない傷跡がいくつも残っていました。Dさんは怖くなって、もう手首を傷つけるのはやめようと思いました。

Dさんのリストカットと入れ替わるように始まったのは、拒食でした。極端に食べ物を食べなくなり、ダイエットに励むようになります。体重が減り始めて、友達から「ほそーい！」「やせているね」と言われるとてもよい気分でした。

その後も体重は減り続け、最初に家族が、次に先生や友人が心配し始めました。みんなもっと食べるように言います。Dさんは心のどこかで焦りも感じていました。適度に食べようとしても食事自体が怖くなってしまったのです。体重が増えたら自分の価値はなくなってしまうと思いました。

大学に進学すると生活が不規則になり、夜寝付きにくくなりました。すると夜、異常な食欲に襲われます。寝ないで食べてしまうのです。Dさんは体重が増えることを恐れていましたが、食欲は止まりません。Dさんは自分で精神科クリニックへ行き、睡眠薬を処方してもらいました。夜、寝られるようになれば食べずに済むと思ったのです。摂食障害の人には、このように夜間の過食を抑えるため睡眠薬を求めるケースがあります。

睡眠薬を飲み始めた当初こそ、夜眠れるようになり、過食を避けられましたが、すぐに効果が薄れてきました。食欲はさらに高まり、睡眠薬を使ってもなかなか眠れません。Dさんは睡眠薬の量を医師から指示された量より増やしました。そしてそれはエスカレートし、Dさんは完全な処方薬依存状態となってしまいました。

副作用も強く、翌朝は起きることができず学校にも行けません。昼過ぎにやっと目覚めても頭は重く、足元もふらつきます。家族が話しかけても言葉がまとまらず返事ができません。夜になると目が冴えてきて眠ることができず、食べたい衝動に襲われる恐怖から薬に頼ってしまいます。ある日、Dさんがオーバードーズで昏倒しているところを家族が発見し、そのまま強制入院となりました。入院の目的は薬物への依存状態を脱し、生活のリズムを立て直すことでした。

入院中のプログラムの中で、摂食障害患者のワークグループへ参加することになりました。最初は「病人の仲間に入りたくない」と嫌がっていたDさんでしたが、ほかの患者の体験談に共感し、とうとう自分が摂食障害であり、治療が必要であることを理解しました。

Dさんは、退院後も摂食障害の自助グループに参加し、摂食障害を抱える仲間との交流を続けました。同じ悩みを持つ者同士で話をしていると、かつて世の中にはいろいろな価値観があることがわからず、苦しんでいた自分が解放されるように感じました。

退院後、生活を朝型のリズムに改善し、睡眠薬依存からは脱することができました。食生活のほうも徐々にではありますが改善され、食事量も増えました。すると、過食衝動に襲われることもなくなりました。

体重は増えましたが、それを「まあ、いいか」と思うことができるようになりました。

過干渉から反発 親離れ、子離れでそれぞれの人生を見つける

二児の母であるEさんは専業主婦で、娘のFさんのことで悩んでいました。思春期からトラブルの絶えない子で、兄と比べて手がかかります。摂食障害や、自傷行為も経験していました。甘やかすと味を占めて行為をくり返すと考え、Fさんには厳しく接してきました。

高校3年生のとき、Fさんは家を出て地方の大学に行きたいと言いました。Fさんの過去のトラブルを考えると、両親とも賛成はできません。とくにEさんは「絶対にできるわけがない」と強く反対しました。

するとFさんはかつてない剣幕で「私がこうなったのはお母さんのせい」と言うのです。そして、幼い頃から兄と比べられてつらかった、摂食障害や自傷行為のとき世間体を気にして医者に連れて行かなかった、とEさんを責めます。

厳しいところがあったとしても、自分なりに愛情を持って一生懸命子育てをしてきたEさんにしてみれば、到底承服しかねる言い分です。なにより、こんなことを言うような幼いFさんですから、一人暮らしをさせたらどんなトラブルを起こすかわかりません。

Eさんは、どのようにしてFさんを説得すればよいか悩み、地域の精神保健センターで

相談しカウンセリングを受けます。母娘でカウンセリングを受けるうちに、カウンセラーから「娘さんを信じて送り出しては」と提案されます。

そんなことはできないと思いましたが、カウンセラーと一緒に調べてみると進学先の大学には保健管理センターがあり、無料で受けられる学生相談室もありました。Eさんはためらいましたが、最終的に一人暮らしをさせることを決断したのは夫でした。

こうしてFさんは家を出て行きました。Eさんとの母娘関係はぎくしゃくしたままでした。

心配された一人暮らしでしたが、親元を離れた解放感から一時的に食生活が乱れたり、友人関係や恋愛などで傷ついて、また自傷を再発させたりすることもありましたが、Fさんは自分の世界をぐんぐん広げ、たくましく成長していきました。将来の夢も見つけられました。保健管理センターで定期的に健康観察を行ってもらうことができたために、徐々に学業と私生活のよいペースをつかんでいきました。

Fさんは、あるとき「あれ、私、最近自傷してない」と気づきました。

Fさんに話を聞くと、親元にいた頃は母親から常に優秀な兄と比べられ、自分も期待に応えようとしたが、応えられないこともよくあった。できない自分を罰するために自傷をした。食事制限をがんばるとすぐに体重が減って結果が見えるので、嬉しかったが、今はどうでもよくなったと言います。勉強や遊びが忙しくて、自己嫌悪に陥っている暇がないそうです。

一方、母親のEさんですが、一人で精神保健センターでのカウンセリングを続けていました。大切に育てたFさんに責められ、つらい思いをしていましたが、心のどこかに、かつて自分が、自分自身の母親に厳しくされ自分の夢を諦めた経験があり、自分の価値観を娘であるFさんに押し付けようとしていたという思いがあったのです。

カウンセリングのなかで、Eさんによる過干渉が重荷となってFさんがトラブルを起こし、ますます干渉が強くなってしまい、Fさんのことを苦しめてしまっていたかもしれないとも考えるようになりました。Eさんは、本当にすべきことは自分の人生を娘に投影させることではなく、Fさんを信じて見守り、自立を助けることだと悟りました。

Fさんはたまに短いメールを寄越したり、夏休みか正月に数日帰省してくるだけですが、その顔には一緒に住んでいたときのような頼りなさはなく、自分の人生を自分の力で一歩一歩進んでいるのを感じます。

Eさんもパートタイムの仕事を始め、「母親」ではない自分の時間を楽しむようになりました。

結びに

本書は、直接的にも間接的にも自分を傷つける行為をしてしまう人と、その回復を支援したいと願う人のために作られました。そうした方の中には、心が傷つき、かき乱された状態である人が少なくありません。本書はそうした状態にある人でも、なるべく読みやすく、わかりやすい書籍になるように心がけて監修作業を行いました。

本書でお伝えしたいことは、直接的な自傷行為と、間接的な自傷行為、つまりリストカットのような行為と、拒食、過食といった摂食障害や薬物依存のような行為が根底ではつながっていて、その行為だけをやめさせようとしても、なかなか回復は難しいということです。一つの行為をやめても、また再発したり、別の心配な行為を始めてしまったりするのです。根本的な部分に目を向けなければ、患者さんの本当の意味での回復は難しいのです。

ただ、そうした患者さんは周りに助けを求めることが得意ではないことが多いです。また自傷行為は誤解が多く、適切な支援を受けられる機会は限られています。

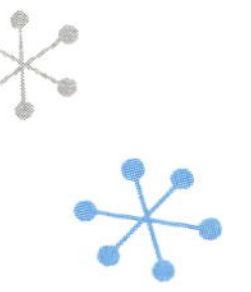

支援を受けるための第一歩として選択されることが多いのは医療機関での受診でしょう。第3章では医療機関での治療について紹介しました。専門的な診療が行える医療機関は決して十分とはいえない現状ですが、一般的な医療機関でどのような検査や治療が行わ

れるかを紹介するとともに、できること、できないことがあることについてもご紹介しました。医療機関にかかる際は、一人の医師、一つの医療機関だけに頼るのではなく、精神保健福祉センターや民間支援団体、自助グループなどの社会資源も利用してみましょう。また、治療がうまくいかない、あるいは、担当医と相性がよくないと感じたら、病院を変えてみることも必要です。たくさんの社会資源と、ゆるく気軽なつながりを持つほうが、継続して治療を受けられ、その後の経過もよいように思います。

とにかく一番心配なのは、適切な支援が受けられず、他者からの支援に期待できなくなってしまうことです。私は常々、患者さんのもっとも自傷的なふるまいは「つらいときに人に助けを求めない」ことかもしれないと感じています。助けを求めず、自傷行為を続けることによって周囲からさらに孤立し、行為がエスカレートしてしまうという悪循環につながりかねません。

その悪循環を断つためには、患者さんが抱える「生きづらさ」に目を向けることが必要です。自傷をせざるを得ないようななんらかのつらい感情の存在を認め、それによる心の痛みを癒すための方法を見出すのです。本書では、そのための援助の求め方や、対処するためのスキルをいくつか紹介いたしました。

この本の通りにしなくてもよいのです。自分にとって都合のよいものだけを採用する「イイトコ取り」をお勧めします。嫌なこと、気が進まないことはしなくてよいのです。

苦手な状況からは逃げるべきです。自分にとって楽なことを考えましょう。

自傷行為はなんらかの治療法で、ある日ぴたっと止まるような性質のものではありません。ある患者さんに効果のあった働きかけが、別の患者さんに効果をあらわすとは限りません。その人にフィットする方法を模索しながら回復への道を探っていきます。その経過も改善と再発をくり返しながら、だんだんよくなっていくことが普通です。うっすらと改善され、気がついたら自傷しなくてもよい状態がしばらく続いているというようなものなのです。

なんらかの対処法を試してみて、すぐに効果が得られなくても、経験を積むことで患者さんも周囲の人も強く成長していきます。諦めず、完璧を目指さず、楽な気持ちで向き合っていくのがよいでしょう。

本書を読んで、患者さんやその周囲の人が持っている自傷行為に対する誤解を減らし、自傷行為の悪循環を断ち、つらいことやいやなことがあっても自分を傷つけなくて済むようになっていただければと思います。本書がそのための一助となるよう願ってやみません。

松本 俊彦

２０１8年2月

国立精神・神経医療研究センター 精神保健研究所

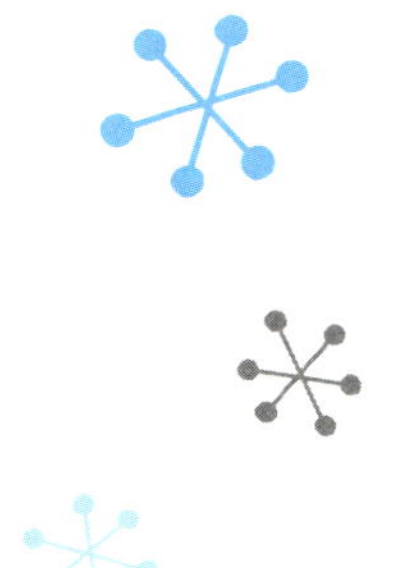

参考文献

『自分を傷つけずにはいられない 自傷から回復するためのヒント』 松本 俊彦（著） 講談社

『自傷行為の理解と援助―「故意に自分の健康を害する」若者たち』 松本 俊彦（著） 日本評論社

『自傷・自殺する子どもたち（子どものこころの発達を知るシリーズ）』 松本 俊彦（著） 合同出版

『大学生のためのメンタルヘルスガイド：悩む人、助けたい人、知りたい人へ（大学生の学びをつくる）』 松本 俊彦（著） 大月書店

『DSM-5 精神疾患の診断・統計マニュアル』 日本精神神経学会（監修） 医学書院

『臨床家のためのDSM-5 虎の巻』 森 則夫 杉山登志郎 岩田泰秀（編著） 日本評論社

『ここまで進んだ心の病気のクスリ』 久保田 正春（著） 法研

監修

松本 俊彦（まつもと としひこ）

国立研究開発法人国立精神・神経医療研究センター 精神保健研究所 薬物依存研究部部長、病院薬物依存症治療センターセンター長

1993年佐賀医科大学卒業。横浜市立大学医学部附属病院にて臨床研修修了後、国立横浜病院精神科、神奈川県立精神医療センター、横浜市立大学医学部附属病院精神科を経て、2004年に国立精神・神経センター（現、国立精神・神経医療研究センター）精神保健研究所司法精神医学研究部専門医療・社会復帰研究室長に就任。以後、同研究所自殺予防総合対策センター副センター長などを歴任し、2015年より同研究所薬物依存研究部部長。2017年より同センター病院薬物依存症治療センターセンター長併任。

日本アルコール・アディクション医学会理事、日本精神科救急学会理事、日本社会精神医学会理事、NPO法人八王子ダルク理事、NPO法人東京多摩いのちの電話理事を兼務。著書多数

自分を傷つけてしまう人のための レスキューガイド

平成 30 年 2 月 26日　第 1 刷発行
令和 6 年 8 月 23日　第 4 刷発行

監　　修　松本俊彦
発 行 者　東島俊一
発 行 所　株式会社 法 研

〒104-8104　東京都中央区銀座1-10-1
販売03(3562)7671／編集03(3562)7674
http://www.sociohealth.co.jp

印刷・製本　研友社印刷株式会社　0102

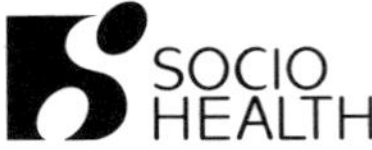

小社は㈱法研を核に「SOCIO HEALTH GROUP」を構成し、相互のネットワークにより“社会保障及び健康に関する情報の社会的価値創造”を事業領域としています。その一環としての小社の出版事業にご注目ください。

ISBN978-4-86513-437-7 C0077　定価はカバーに表示してあります。

乱丁本・落丁本は小社出版事業課あてにお送りください。

送料小社負担にてお取り替えいたします。